Meine Schwangerschaft

Tagebuch und Ratgeber

DORLING KINDERSLEY

LONDON, NEW YORK,
MELBOURNE, MÜNCHEN UND DELHI

Projektleitung Alison Donovan
Redaktion Claire Cross
Illustrationen und Gestaltung
Vanessa Hamilton
Herstellung Charlotte Oliver, Sarah Isle
Umschlaggestaltung Nicola Powling

Für die deutsche Ausgabe:
Programmleitung Monika Schlitzer
Projektbetreuung Manuela Stern
Herstellungsleitung Dorothee Whittaker
Herstellung Sophie Schiela

Bibliografische Information der Deutschen Bibliothek
Die Deutsche Bibliothek verzeichnet diese Publikation in der Deutschen Nationalbibliografie;
detaillierte bibliografische Daten sind im Internet über http://dnb.ddb.de abrufbar.

Titel der englischen Originalausgabe:
My Pregnancy Journal

Übersetzung Karin Hofmann
Lektorat Marianne Rudolph

ISBN 978-3-8310-2470-4
Printed and bound in China

Besuchen Sie uns im Internet
www.dorlingkindersley.de

Inhalt

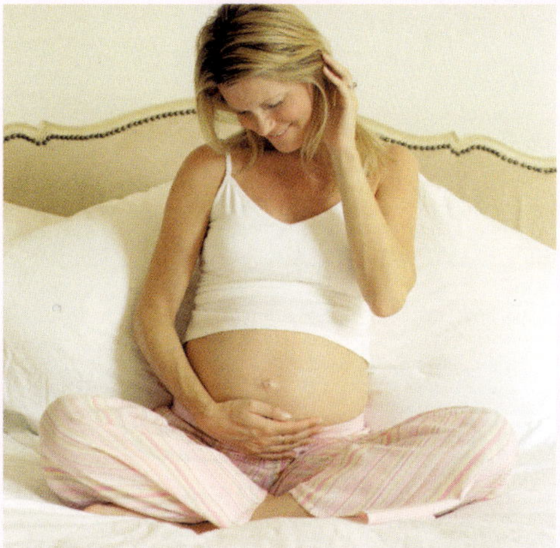

Das *dritte* Trimester

Einleitung

Herzlichen Glückwunsch! Sie sind schwanger und haben neun unglaubliche Monate vor sich, die Ihr Leben auf wunderbare Weise verändern werden. Genießen Sie die schöne Zeit, in der Sie auf Ihr Baby warten.

Reise durch die Schwangerschaft

Die Schwangerschaft ist wie eine ungewöhnliche Reise, auf der Sie viele neue Erfahrungen machen werden. Bis zur Geburt haben Sie noch etwas Zeit, um sich mit dem Gedanken anzufreunden, dass Sie bald Mutter werden, und sich auf das einzustellen, was vor Ihnen liegt. In diesem Buch können Sie jeden Schritt Ihrer Reise festhalten, von dem Moment an, in dem Sie von Ihrer Schwangerschaft erfahren haben, über die erste Ultraschalluntersuchung und die ersten spürbaren Kindsbewegungen bis zur Geburt.

Wunderschön gestaltete Tagebuchseiten begleiten Sie durch die drei Trimester der Schwangerschaft und geben Ihnen die Möglichkeit, eigene Erfahrungen und Gefühle aufzuschreiben. Zusätzlich erhalten Sie viele praktische Ratschläge zu Sport, Ernährung, Gesundheit und Wohlbefinden.

Die Entwicklung des Babys

Das Buch gewährt Ihnen wöchentliche Einblicke in die Entwicklung des Ungeborenen. Sie erfahren von seinen Fortschritten vom mikroskopisch kleinen Zellhaufen bis hin zum voll ausgereiften Baby. Auf der proportional verkleinerten Messleiste können Sie Woche für Woche sein Wachstum mitverfolgen.

Vorbereitungen treffen

Themenseiten bieten Anregungen, sich Gedanken über die Geburt des Babys und über Ihr neues Leben mit dem Neugeborenen zu machen.

Ob es um die Namensgebung geht, um den Geburtsplan oder um die Erstausstattung für das Baby: In diesem Buch finden Sie Listen und viele fundierte Informationen, die Ihnen bei wichtigen Entscheidungen helfen und Sie auf den großen Moment vorbereiten, in dem Sie Ihr Baby endlich in den Armen halten.

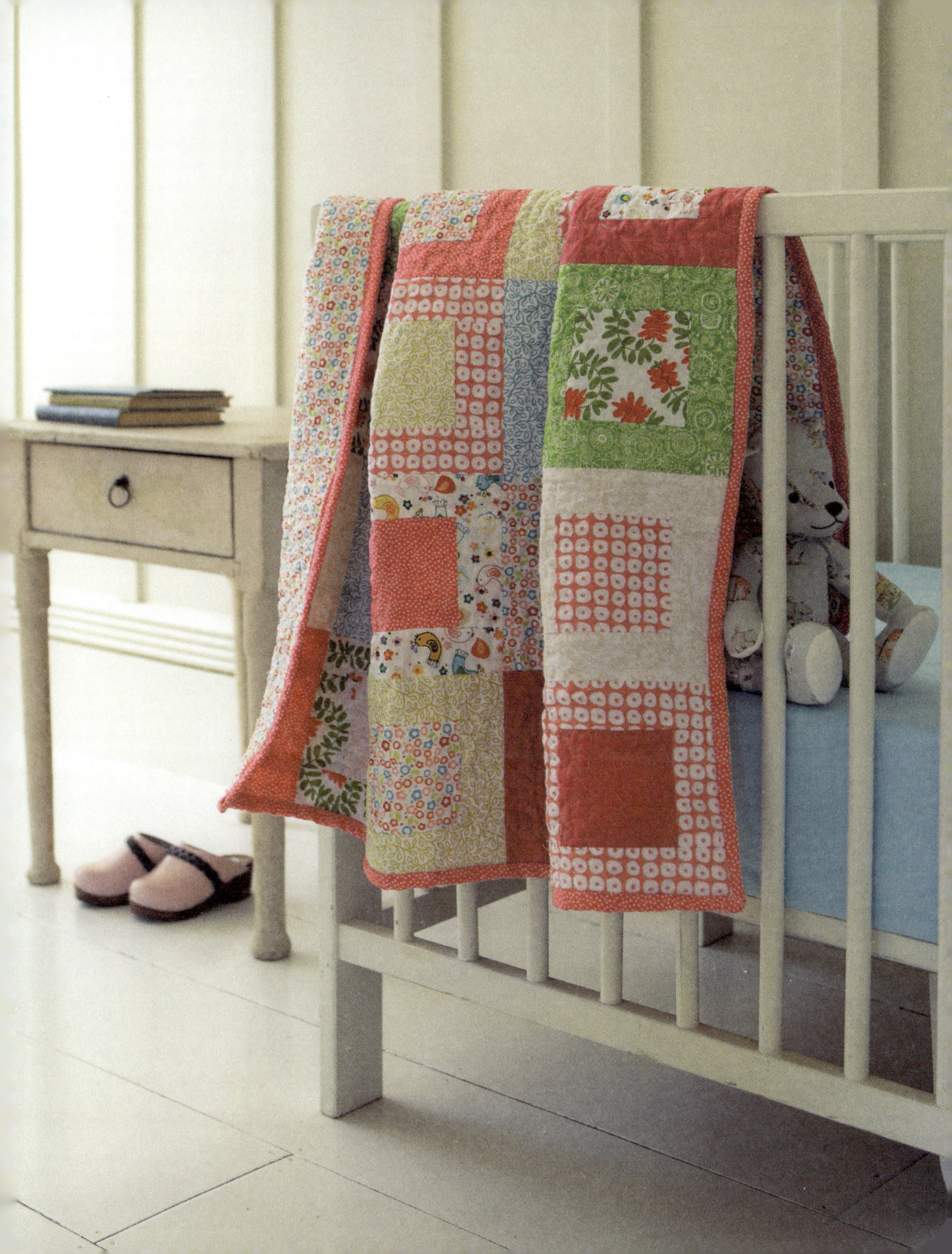

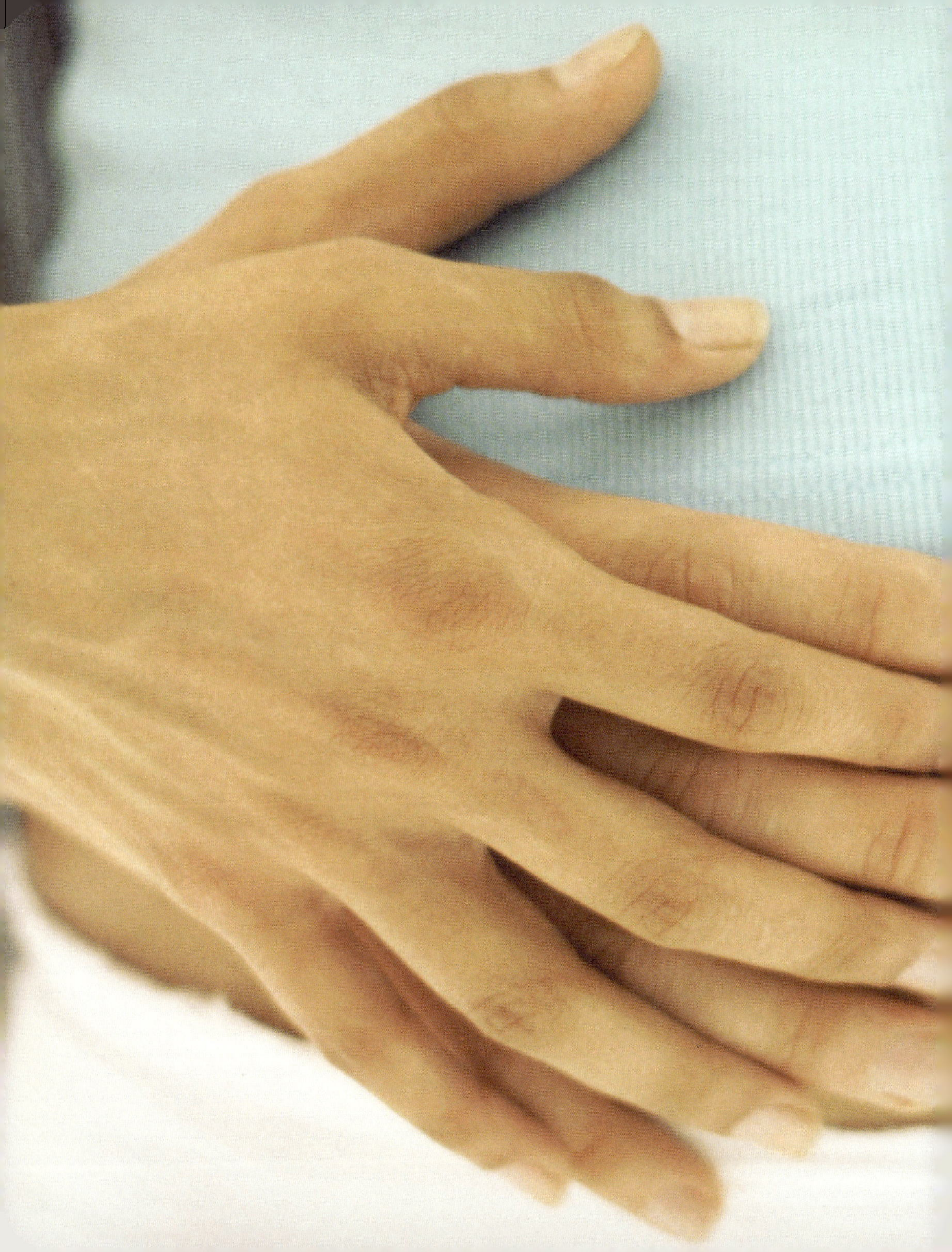

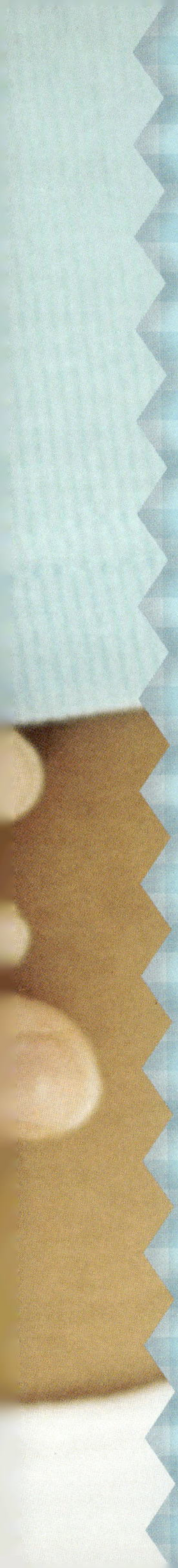

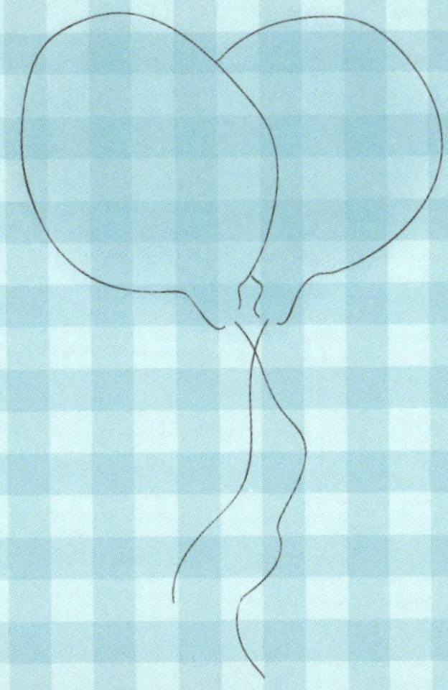

Das *erste* Trimester

Von dem *lebensverändernden* Moment an, in dem Sie merken, dass Sie ein Kind erwarten, bis zur 13. Schwangerschaftswoche ist das erste Trimester eine Zeit *dramatischer* körperlicher und emotionaler Veränderungen.

Woche 1-4

Gefühle, Gedanken und Wünsche

1.-4. WOCHE

In der ersten halben Stunde seines Lebens ist Ihr Baby so groß wie ein Stecknadelkopf. Mit drei Wochen ist es kleiner als ein Reiskorn. Seine Zellen, die bisher ein formloser Haufen waren, teilen sich rasend schnell und fangen an, seinen Körper zu bilden.

In der 4. Woche misst Ihr Baby etwa 2 mm von Scheitel bis zum Po.

0 cm 10 cm 20 cm

Mein Körper

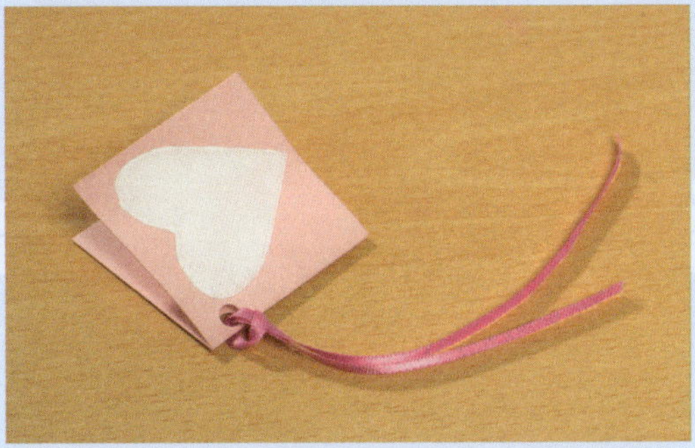

Die ersten Tage

Wahrscheinlich spüren Sie noch keine Symptome. Vielleicht haben Sie aber eine Ahnung, dass Sie schwanger sind? Manche Frauen merken es schon, bevor sie den Test machten. Bei einer geplanten Schwangerschaft sind Sie vermutlich für die kleinsten Veränderungen sensibel. Es ist aber auch völlig normal, wenn Sie sich nicht anders fühlen als sonst.

Verzichten und gewinnen

Sobald die Schwangerschaft bestätigt ist, werden Sie wahrscheinlich mit guten Ratschlägen überhäuft. Einem sollten Sie unbedingt folgen und sofort das Rauchen aufgeben, wenn Sie es nicht sowieso schon getan haben. So verringern Sie das Risiko einer Fehlgeburt und die Wahrscheinlichkeit, dass Ihr Baby mit einem zu geringen Gewicht zur Welt kommt.

Alles hormonell

Vom Moment der Empfängnis an finden hormonelle Veränderungen statt, die die Schwangerschaft aufrechterhalten. Nistet sich der Embryo ein, wird das Hormon humanes Choriongonadotrophin (hCG) ausgeschüttet. Das führt zu einem Anstieg von Östrogen und Progesteron, die wiederum verhindern, dass die Gebärmutterschleimhaut abgestoßen wird.

Mein Baby

Lebenswichtige Ernährung

Bevor die Plazenta – das Lebenserhaltungssystem des Babys – entsteht, entwickelt sich ein sogenannter Dottersack. Er ernährt den Embryo, bis die Plazenta voll entwickelt ist und ihn durch das Blut mit Nährstoffen versorgen kann.

Die ersten Tage

In diesem Stadium wird das Baby als Embryo bezeichnet. Er besteht aus zwei Zellschichten, die sich, eingebettet in Ihrer Gebärmutterschleimhaut, sehr schnell teilen. So bilden sich spezialisiertere Zellen, aus denen verschiedene Körperteile entstehen.

MEINE GEWICHTSTABELLE:

Datum ....

Gewicht ....

Umfang ....

30 cm 40 cm 50 cm

Ich bin *schwanger!*

Das Bangen und Hoffen ist vorüber. Sobald Ihre Regel ausbleibt, können Sie zu Hause einen Schwangerschaftstest machen, um herauszufinden, ob Sie wirklich schwanger sind. Solche Tests für zu Hause, die man in Drogerien und Apotheken kaufen kann, sind zu 97 bis 99 Prozent genau. Sie enthalten eine Chemikalie, die reagiert, wenn sich in Ihrem Urin das Schwangerschaftshormon hCG befindet. Am besten machen Sie den Test morgens, wenn der Urin stark konzentriert ist. Wenn Sie das Stäbchen in den Urin gehalten haben, warten Sie gemäß der Anweisung. Ein Kontrollsymbol zeigt, ob der Test funktioniert. Wenn dann noch ein positives Symbol erscheint, sind Sie schwanger. Herzlichen Glückwunsch!

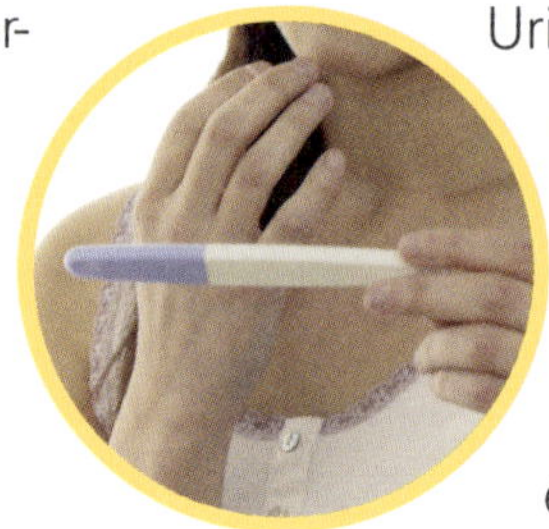

Ihr nächster Weg sollte Sie dann zum Arzt führen. Er wird mit Hilfe des ersten Tages Ihrer letzten Periode den Geburtstermin errechnen.

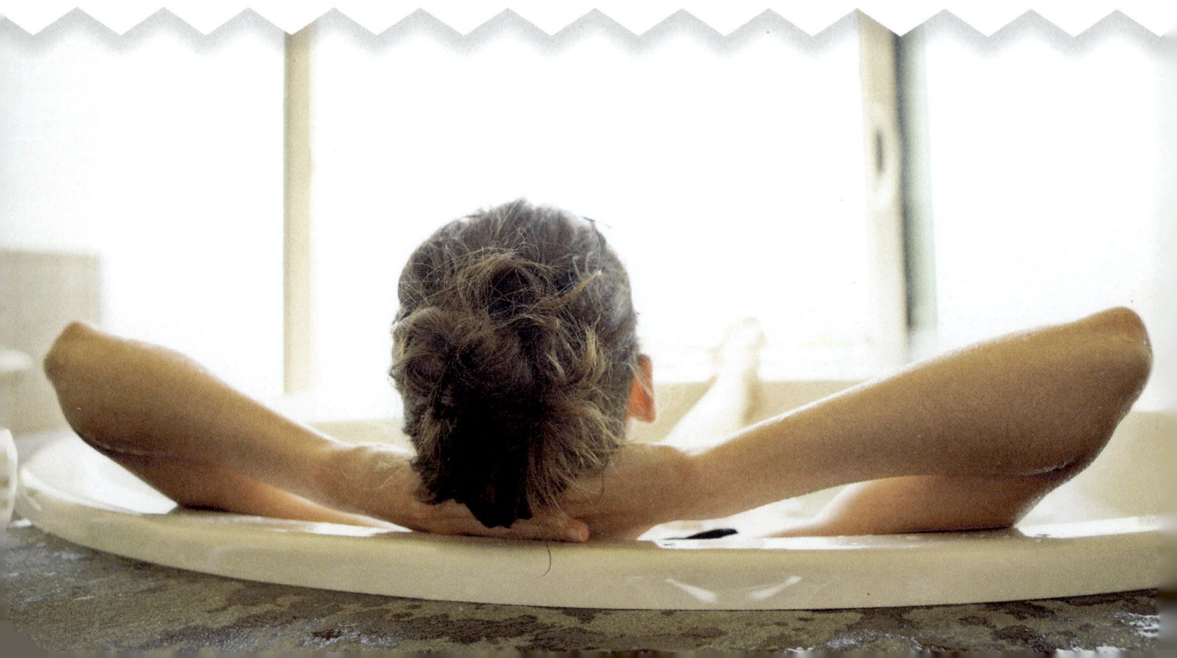

Ganz am Anfang

In den allerersten Tagen der Schwangerschaft werden Sie noch nicht viele Symptome spüren. Manche Frauen erleben eine leichte Blutung, wenn sich der Zellball im Uterus einnistet. Häufig kommt es in der Frühschwangerschaft zu Übelkeit und Erbrechen, was vermutlich eine Auswirkung der hormonellen Umstellungen ist. Die Brust verändert sich ebenfalls sehr früh. Möglicherweise ist sie sehr empfindlich und schwillt bereits jetzt an, um sich auf das Stillen vorzubereiten.

Meine Gefühle ....

....

....

....

....

....

....

So verändert sich mein Körper ....

....

....

....

....

....

....

Woche 5

Gefühle, Gedanken und Wünsche

5. WOCHE

Ihr Baby ist jetzt ein Zellball mit drei Schichten. Aus der obersten entstehen Gehirn und Nervensystem, Augen und Ohren. Die mittlere wird zu Herz, Knochen, Muskeln und Fortpflanzungsorganen. Aus der innersten Schicht entwickeln sich innere Organe wie Lunge und Blase.

Mein Körper

Wichtige Nahrungsergänzung

Nehmen Sie weiterhin Folsäure zu sich oder fangen Sie damit an, wenn Sie es nicht schon vorbeugend getan haben. Dieses Vitamin ist in den ersten zwölf Wochen für die gesunde Entwicklung von Gehirn und Rückenmark des Babys besonders wichtig.

Etwas launisch?

In den ersten Wochen können Sie durch den plötzlichen Anstieg der Schwangerschaftshormone dramatische Stimmungsschwankungen erleben, die Sie – und Ihren Partner – ins Trudeln bringen. Versuchen Sie möglichst, die Auslöser zu finden und entsprechende Situationen zu vermeiden. Abgesehen von den Hormonwirkungen muss man sich auch erst an eine Schwangerschaft gewöhnen, sodass sich Freude oft mit Angst mischt. Ambivalente Gefühle sind bei einer so bedeutenden Lebensveränderung jedoch absolut normal.

Der erste Arztbesuch

Sobald Sie wissen, dass Sie schwanger sind, sollten Sie Ihren Frauenarzt aufsuchen. Nach der Bestätigung der Schwangerschaft nimmt der Arzt Ihre medizinische Vorgeschichte auf, etwa über vorausgegangene Schwangerschaften und Geburten. Ihr Blutdruck wird gemessen, Sie erhalten Ratschläge zur Ernährung und Lebensführung.

In der 5. Woche misst Ihr Baby etwa 2,5 mm vom Scheitel bis zum Po.

0 cm 10 cm 20 cm

....

....

....

....

....

Gesunder Stoffwechsel

In der Schwangerschaft sollten Sie nicht auf Sport verzichten – im Gegenteil, er wird Ihnen gut tun. Regelmäßige Bewegung erhöht den Stoffwechsel, also die Geschwindigkeit, mit der Sie Kalorien verbrennen. Keine Sorge, Ihr Körper behält stets Reserven zurück, um das Wachstum des Babys zu sichern.

MEINE GEWICHTSTABELLE:

Datum ....

Gewicht ....

Umfang ....

Mein Baby

Die Lebensader des Babys

Jetzt bildet sich die Plazenta, die bald den Dottersack bei der Ernährung des Babys ablösen wird. Die Zellschicht, aus der die Plazenta entsteht, ist in Plazentagewebe gehüllt. Mit kleinen Fortsätzen, den Zotten, verankert sie sich in der Gebärmutterschleimhaut, sodass Sauerstoff und Blut aus Ihrem Blut zum Baby gelangen können.

30 cm 40 cm 50 cm

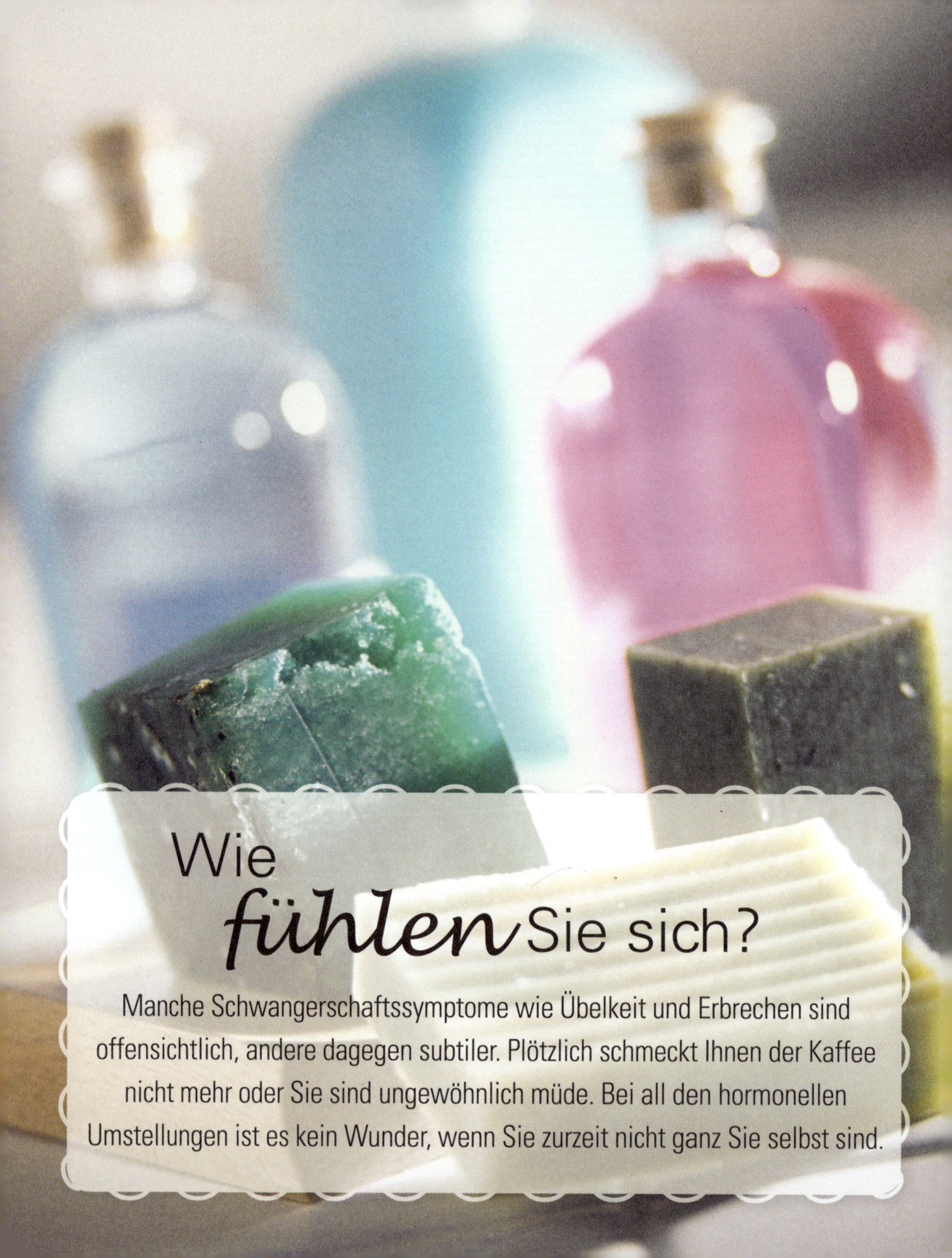

Wie *fühlen* Sie sich?

Manche Schwangerschaftssymptome wie Übelkeit und Erbrechen sind offensichtlich, andere dagegen subtiler. Plötzlich schmeckt Ihnen der Kaffee nicht mehr oder Sie sind ungewöhnlich müde. Bei all den hormonellen Umstellungen ist es kein Wunder, wenn Sie zurzeit nicht ganz Sie selbst sind.

Wie kann ich die Übelkeit verbergen?

Übelkeit ist eines der häufigsten und unwillkommensten Symptome der Frühschwangerschaft und wird wahrscheinlich durch den Anstieg des Schwangerschaftshormons hCG verursacht. Sie kann zu jeder Tageszeit auftreten, sodass sie sich oft nur schwer vor Arbeitskollegen und Freunden verbergen lässt. Setzen Sie sich nicht unter Druck, sondern ziehen Sie ein oder zwei verschwiegene Personen ins Vertrauen, die Ihnen notfalls helfen können. Und packen Sie Zahnbürste und Waschlappen ein, damit Sie sich bei Bedarf schnell wieder frisch machen können.

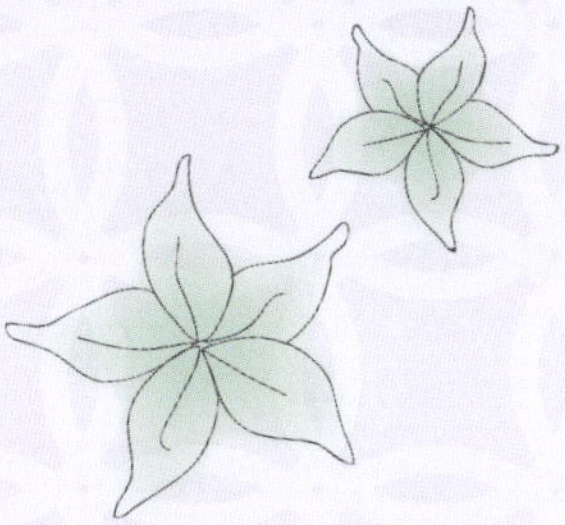

Ich bin zu müde für den Alltag!

Die ersten Schwangerschaftswochen können extrem anstrengend sein. Denn nicht nur der Progesteronspiegel steigt, sondern auch die Blutmenge, die durch Ihren Körper gepumpt wird, um das Baby zu ernähren. Da können selbst Routinetätigkeiten wie die tägliche Fahrt zur Arbeit in der Rushhour kaum zu bewältigen sein, vor allem, wenn Sie dazu noch unter Übelkeit leiden. Streichen Sie dann das ein oder andere gesellschaftliche Ereignis aus Ihrem Kalender und erholen Sie sich lieber abends auf der Couch.

Nichts schmeckt mir

Bei vielen Schwangeren verändert sich der Geschmackssinn. Vermutlich beeinflusst das erhöhte Östrogen die Geschmacksknospen, sodass vieles plötzlich metallisch schmeckt. Salziges wird dabei eher toleriert als Bitteres, deshalb haben viele Schwangere keine Lust mehr auf Kaffee. Benutzen Sie Minzzahnpasta, um den unangenehmen Geschmack zu überdecken.

GEGEN DIE *Übelkeit*

- ***Ingwer lindert Übelkeit.*** Ingwer unterstützt die Verdauung, hilft bei Verstopfung und Magenbeschwerden. Knabbern Sie morgens als Erstes einen Ingwerkeks, probieren Sie Ingwer über den Tag verteilt als Tee, in Smoothies und Säften oder schlucken Sie Ingwerkapseln.

- ***Hafer liefert Energie,*** die nur langsam freigesetzt wird. Das hilft gegen Übelkeit und Ermüdung. Frühstücken Sie Haferflocken oder Müsli und essen Sie tagsüber Haferriegel.

- ***Viele kleine Portionen am Tag*** halten den Blutzuckerwert stabil. Unraffinierte Kohlehydrate wie Vollkornnudeln, Brot und Naturreis liefern gesunde Energie und sollten täglich gegessen werden.

- ***Verdünnter Zitronensaft*** soll den Appetit anregen, wenn Übelkeit den Gedanken an Essen erschwert.

- ***Ein Spaziergang*** an der frischen Luft sorgt dafür, dass der Kopf wieder frei wird.

Woche 6

Gefühle, Gedanken und Wünsche

6. WOCHE

Das Herz des Babys entwickelt sich und beginnt zu schlagen, was man im Ultraschall schon erkennen kann. In diesem Stadium besteht sein Herz lediglich aus einer Art Röhre. Im Lauf der kommenden Wochen bildet sich ein primitives Kreislaufsystem.

In der 6. Woche misst Ihr Baby etwa 4–6 mm vom Scheitel bis zum Po.

0 cm 10 cm 20 cm

Mein Körper

Bereit zur Milchbildung

Schon jetzt bereiten sich Ihre Brüste auf die Milchproduktion vor. Milchdrüsen und Fettschichten bilden sich aus, die die Brüste anschwellen lassen. Manchmal sind sie sehr empfindlich – oft ein erstes Anzeichen für eine Schwangerschaft.

Platz schaffen

Ihr Uterus dehnt sich immer mehr aus und hat jetzt die Größe einer großen Orange. Vielleicht spüren Sie sogar ein leichtes Ziehen im Unterleib – ein gutes Zeichen, dass das Zuhause Ihres Babys für die nächsten Monate vorbereitet wird.

Seltsame Gelüste

Vielleicht haben Sie plötzlich intensives Verlangen nach einer bestimmten Speise oder Sie können Ihr Lieblingsgetränk nicht mehr ausstehen. Es gibt mehrere Theorien darüber, warum das so ist, angefangen beim Einfluss der Hormone bis hin zu der Annahme, dass Ihr Körper spürt, welche Nährstoffe Sie jetzt brauchen.

MEINE GEWICHTSTABELLE:

Datum ....

Gewicht ....

Umfang ....

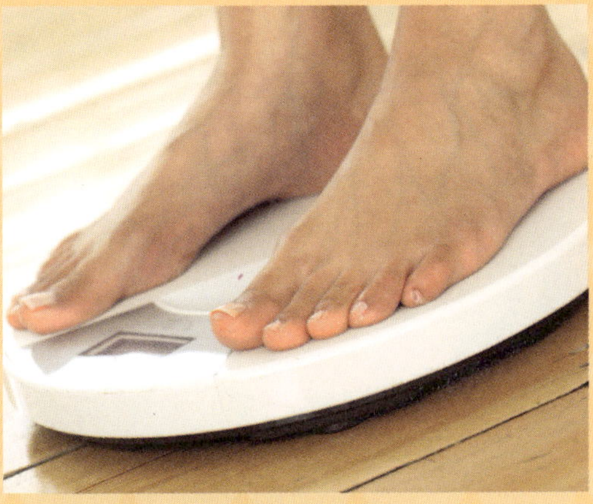

Mein Baby

Sprießende Knospen

Ihr Baby ähnelt noch einem kleinen Außerirdischen mit seinem über den Körper geneigten Kopf und einer Art Schwanz. Aber es zeigen sich schon Arm- und Beinknospen, denen bald winzige Finger und Zehen mit Schwimmhäuten folgen. Ende des Monats lassen sich die Arme an Ellbogen und Handgelenk beugen. Am Kopf sind kleine Gruben erkennbar, aus denen die Augen entstehen werden.

Was tut sich in seinem Körper?

Muskel- und Knochengewebe des Babys bilden sich. Sein Herz entwickelt sich rasant und macht die ersten flatternden Schläge. Momentan liefert noch der Dottersack die Nahrung, aber bald wird die Plazenta diese Funktion übernehmen.

30 cm 40 cm 50 cm

Die richtige *Ernährung*

Achten Sie jetzt besonders darauf, was Sie essen. Eine gesunde Ernährung liefert Ihnen die Energie, die Ihr Körper benötigt, um mit den Anforderungen der Schwangerschaft fertig zu werden, und sie versorgt das Baby mit allen Nährstoffen, die es zum Wachsen braucht.

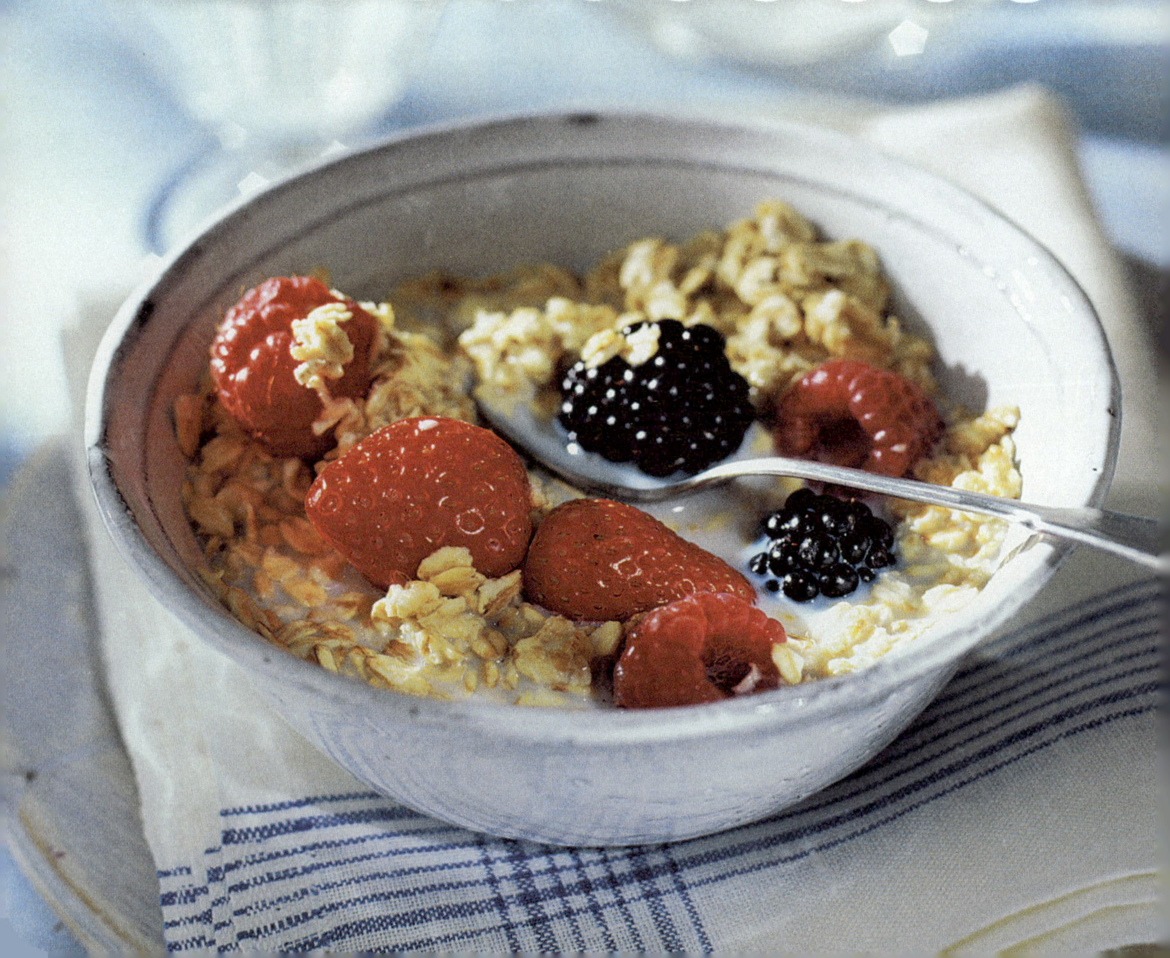

Gesund essen in der Schwangerschaft

Eine abwechslungsreiche, gesunde Ernährung liefert Ihrem Körper alle Nährstoffe, um gesund zu bleiben und dem Baby bei seiner Entwicklung zu helfen. Nehmen Sie Produkte aus allen Nahrungsgruppen zu sich, auch stärkehaltige Speisen, Proteine sowie ungesättigte Fette, und essen Sie viel frisches Obst und Gemüse. Protein ist wichtig für die Körperstrukturen des Babys, also bringen Sie oft Fisch, mageres Fleisch, Huhn, Hülsenfrüchte, Nüsse und Käse auf den Tisch. Unraffinierte Kohlehydrate spenden die dringend benötigte Energie und unterstützen das Wachstum des Babys. Omega-3-Fettsäuren aus Lachs und Eiern sind gesunde Fette, die nicht nur Ihnen guttun, sondern auch für die Entwicklung des kindlichen Nervensystems benötigt werden. Ebenso wichtig ist eisenhaltige Nahrung wie Eier, Blattgemüse und ab und zu etwas rotes Fleisch – setzen Sie diese Lebensmittel ab sofort mit auf Ihren Speiseplan.

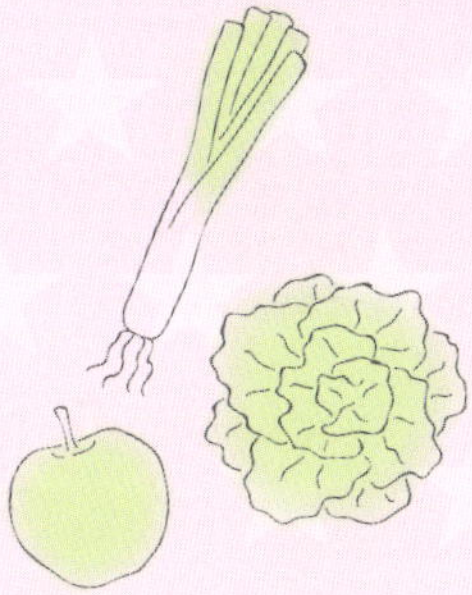

»Spezialnahrung« für Sie und das Baby

Einige Nahrungsmittel enthalten Nährstoffe, die jetzt für Sie und das Baby besonders hilfreich sind. Avocados sind eine natürliche Folsäurequelle und reich an Vitamin C und B6, die das Gewebewachstum des Babys fördern. Der viel geschätzte Brokkoli enthält Antioxidantien in Form von Carotinoiden, die die Entwicklung des kindlichen Sehvermögens unterstützen. Bananen liefern Kalium und die Aminosäure Tryptophan, ein natürliches Mittel gegen Schlaflosigkeit. Eier enthalten das Mineral Cholin, das bei der Entwicklung des Gehirns hilfreich ist. Beeren sind reich an Vitaminen und Antioxidantien.

DIESE NAHRUNGSMITTEL SOLLTEN SIE *meiden*

- *Rohmilchkäse,* Blauschimmelkäse, Weichkäse mit Rinde wie Brie sowie schimmelgereifter Ziegenkäse können Listeria-Bakterien enthalten, die möglicherweise eine Fehlgeburt auslösen.
- *Fleischpasteten* und fertig zubereitete Delikatessen können Listerien enthalten.
- *Schwertfisch,* Hai, Marlin und Süßwasserfische sollten Sie jetzt nicht essen – sie enthalten oft hohe Mengen Quecksilber.
- *Rohe oder weich gekochte Eier* sowie halbgares Hähnchenfleisch können Salmonellen enthalten. Garen Sie sie daher immer ganz durch.
- *Fleisch von Rind,* Schwein oder Lamm sollte gut durchgekocht sein, damit mögliche Toxoplasmose-Erreger abgetötet werden.
- *Leber* enthält sehr viel Vitamin A, das im Verdacht steht, in hohen Dosen zu Fehlbildungen beim Ungeborenen zu führen.

Woche 7

7. WOCHE

Ihr Baby ist jetzt so groß wie eine Erdnuss und sieht langsam etwas menschlicher aus. Seine Stirn wölbt sich hervor, denn sein Gehirn entwickelt sich schnell. Arm- und Beinknospen verlängern sich. Seine Nasenlöcher sind nun als flache Mulden erkennbar.

Gefühle, Gedanken und Wünsche

In der 7. Woche misst Ihr Baby etwa 6–8 mm vom Scheitel bis zum Po.

0 cm 10 cm 20 cm

Mein Körper

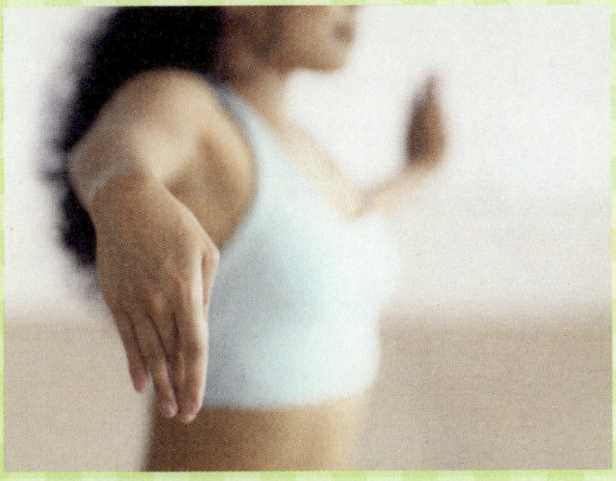

Dehnbarkeit

Das Schwangerschaftshormon Relaxin sorgt in Vorbereitung auf die Geburt schon jetzt dafür, dass sich die Bänder lockern. Sie merken, dass Sie biegsamer werden, aber übertreiben Sie es nicht mit dem Stretching, denn es besteht Verletzungsgefahr!

Sicherer Sex

Sie oder Ihr Partner sorgen sich vielleicht, dass Sex dem Ungeborenen schadet. So lange der Arzt Ihnen nicht von Sex abgeraten hat, etwa weil das Risiko einer Fehlgeburt besteht, dürfen Sie ihn ruhig genießen. Ihr Baby ist im Fruchtwasser bestens abgepolstert, umgeben von den kräftigen Muskelwänden des Uterus und vor Keimen durch einen Schleimpfropf geschützt, der den Muttermund verschließt.

Der Ruf der Natur

Am Anfang der Schwangerschaft möchten Sie sich vielleicht am liebsten immer in der Nähe einer Toilette aufhalten, denn Sie haben häufigen Harndrang. Das liegt daran, dass mehr Blut als sonst durch Ihre Nieren gepumpt wird. In der Spätschwangerschaft werden Sie wieder einen vermehrten Harndrang spüren, wenn das Baby so groß wird, dass der Uterus auf Ihre Blase drückt.

Mein Baby

Was tut sich in seinem Körper?

Die Lungen des Babys beginnen sich herauszubilden. Eine Knospe formt sich, aus der die zukünftige Luftröhre oder »Trachea« wird. Von ihr zweigen sich dann der linke und der rechte Lungenflügel ab. Auch das Verdauungssystem des Babys nimmt Form an. Es entwickelt sich vom Mund aus abwärts. Die Speiseröhre entsteht und wird sich bald mit dem Magen verbinden. Im Moment ist der Magen lediglich als Schwellung in der Körpermitte erkennbar.

MEINE GEWICHTSTABELLE:

Datum ....

Gewicht ....

Umfang ....

30 cm 40 cm 50 cm

Die *Neuigkeit* verkünden

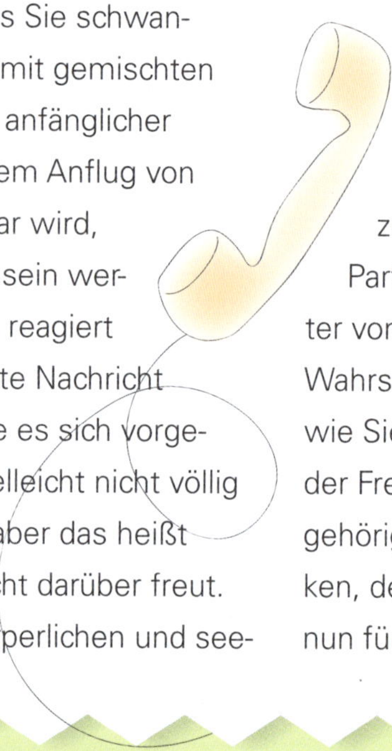

Die Gewissheit, dass Sie schwanger sind, geht sicher mit gemischten Gefühlen einher, von anfänglicher Freude bis hin zu einem Anflug von Panik, wenn Ihnen klar wird, dass Sie bald Mutter sein werden. Möglicherweise reagiert Ihr Partner auf die gute Nachricht nicht ganz so, wie Sie es sich vorgestellt haben. Er ist vielleicht nicht völlig aus dem Häuschen, aber das heißt nicht, dass er sich nicht darüber freut. Er erlebt nicht die körperlichen und seelischen Veränderungen, die die Schwangerschaft für Sie so real machen, und braucht etwas Zeit, um sich an den Gedanken zu gewöhnen. Vielleicht ist Ihr Partner auch wesentlich begeisterter von Ihrer Schwangerschaft als Sie. Wahrscheinlich wird er aber genauso wie Sie gemischte Gefühle haben. Zu der Freude und Aufregung kommt eine gehörige Portion Zweifel und Bedenken, denn Ihrer beider Leben wird sich nun für immer verändern.

Meinem Partner habe ich gesagt ....

....

Seine Reaktion war ....

....

....

....

Es allen erzählen

Viele Paare warten bis nach der Ultraschalluntersuchung in der 10.–12. Woche, wenn das Risiko einer Fehlgeburt stark gesunken ist, bis sie ihrer Umgebung die gute Nachricht mitteilen. Vielleicht möchten Sie jedoch ein paar gute Freunde und enge Verwandte schon früher einweihen. Zweifellos werden sie hocherfreut sein, aber stellen Sie sich schon einmal darauf ein, dass vermutlich jeder, der von Ihrer Schwangerschaft erfährt, Sie mit guten Ratschlägen, Tipps, Anekdoten oder Geschichten über die eigene Schwangerschaft und Geburt überschütten wird.

Wem ich es noch erzählt habe – und die Reaktionen

....

....

....

....

....

....

....

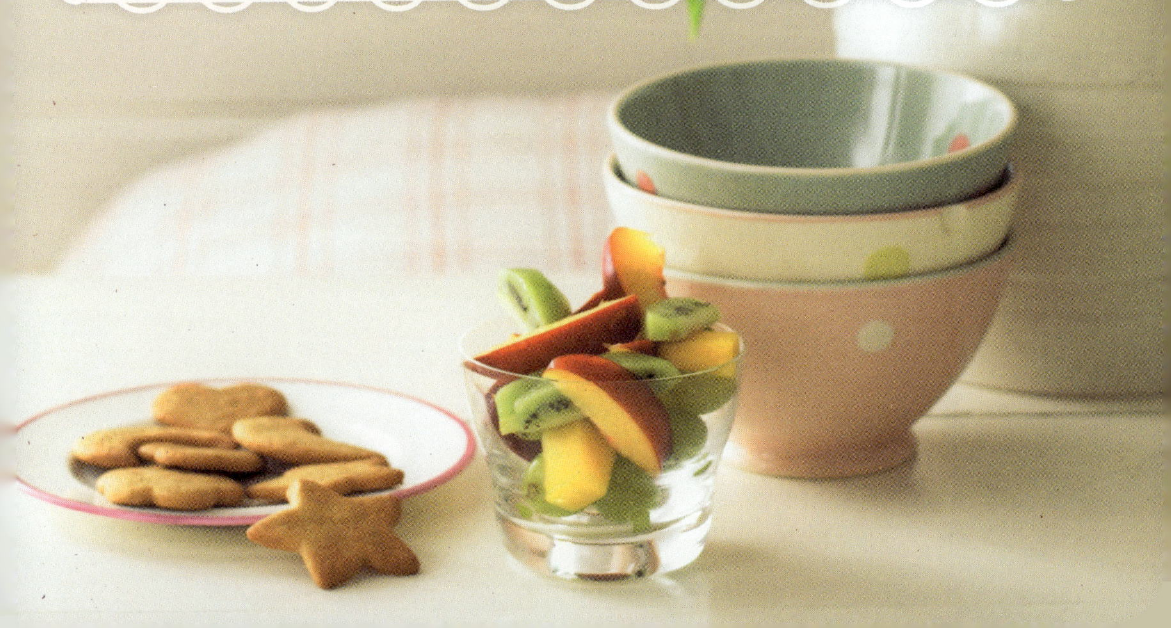

Woche 8

8. WOCHE

Nach Wochen der Zellteilung und Entwicklung gilt Ihr Baby nun als Fötus. Ende dieser Woche hat er Augenlider, sie werden sich aber erst später in der Schwangerschaft öffnen und schließen. Die Ohrmuscheln sind jetzt als kleine Schwellungen sichtbar.

Gefühle, Gedanken und Wünsche

....

....

....

....

Mein Körper

Auf Trab

Ihr Stoffwechsel erhöht sich in der Schwangerschaft um etwa 10 bis 25 Prozent. Nur so kann Ihr Körper die verstärkte Aktivität Ihrer wichtigen Organe aufrechterhalten.

Pläne schmieden

Es ist zwar noch etwas früh, aber es schadet nicht, sich schon einmal Gedanken darüber zu machen, wo Sie entbinden wollen. Zu Hause, in der Klinik oder in einem Geburtshaus? Ihre Vorsorgeuntersuchung zwischen der 8. und 12. Woche ist eine gute Gelegenheit, alle Optionen mit dem Arzt oder der Hebamme zu besprechen. Vielleicht haben Sie schon etwas Bestimmtes im Auge, aber Sie müssen sich jetzt noch nicht festlegen. Es ist noch reichlich Zeit, Ihre Meinung zu ändern.

Tägliche Tretmühle

Extreme Müdigkeit in der Frühschwangerschaft lässt das tägliche Pendeln und Arbeiten zur Qual werden. Noch stressiger wird es, wenn die Kollegen nichts von Ihrer Schwangerschaft wissen. Überlegen Sie, ob Sie Ihren Chef ins Vertrauen ziehen oder eine Kollegin, mit der Sie sich gut verstehen. So können Sie vielleicht für etwas mehr Flexibilität sorgen, etwa indem Sie durch veränderte Arbeitszeiten die Rushhour umgehen.

In der 8. Woche misst Ihr Baby etwa 1,6 cm vom Scheitel bis zum Po.

0 cm 10 cm 20 cm

....

....

....

....

....

Mein Baby

Alles vernetzt

Das zentrale Nervensystem des Babys entwickelt sich rasant. Es verbindet die Muskeln mit dem Gehirn. Grundlegende Reflexe sind schon jetzt vorhanden. Das Gehirn bildet Falten aus, die später zu fünf verschiedenen Bereichen werden. Am schnellsten wächst zunächst das untere Hinterhirn.

MEINE GEWICHTSTABELLE:

Datum ....

Gewicht ....

Umfang ....

Entfaltung

Das Rückgrat des Babys wird jetzt gerader. Sein Kopf, der in diesem Stadium im Verhältnis zum restlichen Körper noch immer viel zu groß ist, neigt sich jedoch weiterhin nach vorne zur Brust. Andere Knochenstrukturen, wie zum Beispiel die Ellbogen, werden jetzt sichtbar. Außerdem bilden sich Finger und Zehen, die allerdings noch miteinander verbunden sind.

30 cm 40 cm 50 cm

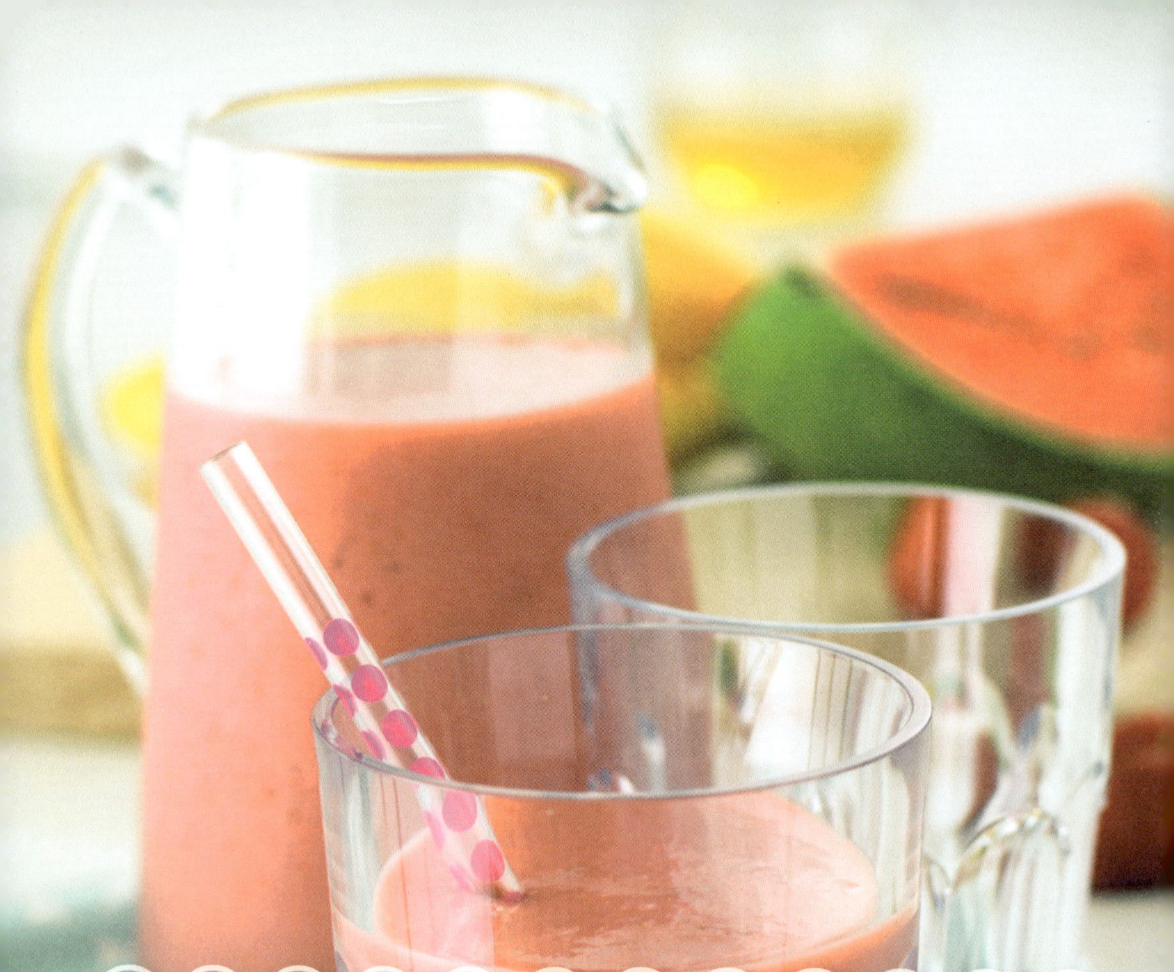

Gesunde *Lebensweise*

Sicher machen Sie sich gerade in den ersten Wochen Sorgen über mögliche Gefahren, die Ihr Lebensstil für Sie als werdende Mutter und für Ihr Baby birgt. Wenn Sie wissen, worauf Sie achten müssen, können Sie sich aber auf eine sichere und gesunde Schwangerschaft freuen.

Alkohol & Rauchen

Eine Schwangerschaft ist der richtige Zeitpunkt, um soziale Gewohnheiten neu zu bewerten und sie gegebenenfalls zu ändern. So können sich zum Beispiel schon kleine Mengen Alkohol negativ auf das Baby auswirken, daher sollten Sie ihn strikt meiden. Sorgen Sie sich nicht, falls Sie ein paarmal etwas zu viel getrunken haben, ehe Sie von Ihrer Schwangerschaft wussten, aber verzichten Sie von jetzt an vollständig darauf.

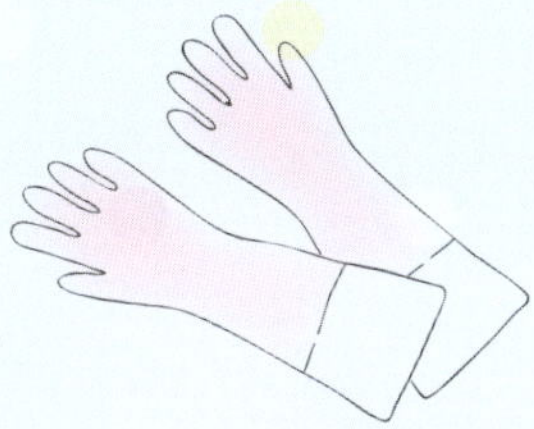

Ebenso sollten Sie ab sofort aufhören zu rauchen. Rauchen erhöht das Risiko einer Fehlgeburt und kann zu niedrigem Geburtsgewicht, aber auch zu chronischen Krankheiten Ihres Babys wie zum Beispiel Asthma führen.

Sichere Umgebung

Daheim und manchmal auch im Beruf haben wir mit Chemikalien zu tun. Halten Sie sich stets an die Anweisungen des Herstellers und tragen Sie Gummihandschuhe, wenn Sie chemische Haushaltsreiniger benutzen. Beunruhigt Sie der Gedanke, dass Spuren der Chemikalien über die Plazenta zum Baby gelangen, wechseln Sie zu natürlichen Produkten. Im Beruf muss Ihr Arbeitgeber für eine sichere, gut belüftete Umgebung sorgen.

TÄGLICHE *Risiken*

- ***Ist Selbstbräuner erlaubt?***
Wahrscheinlich sind Selbstbräuner unbedenklich. Da es jedoch keine Untersuchungen an schwangeren Frauen gibt, sind die Auswirkungen nicht bekannt. Wenn Sie darauf verzichten, gehen Sie auf Nummer sicher. Bräunungscremes schützen die Haut nicht und Sie müssten zusätzlich Sonnencreme auftragen, wenn Sie in die Sonne gehen. Verzichten Sie auch auf Bräunungskapseln.

- ***Darf ich meine Allergiepillen weiter einnehmen?*** Sprechen Sie mit dem Arzt, bevor Sie Antihistamine schlucken. Manche sind in der Schwangerschaft unbedenklich. Eine Alternative sind Nasenspray und Augentropfen.

- ***Ist meine Katze ein Risiko?***
Katzenkot kann einen Erreger enthalten, der Toxoplasmose auslöst. Diese Infektion kann die Entwicklung von Augen und Gehirn des Babys beeinträchtigen. Lassen Sie das Katzenklo von jemand anderem reinigen oder tragen Sie dabei Schutzhandschuhe und desinfizieren Sie anschließend Ihre Hände. Auch die Pestizide in Flohschutzmitteln sind schädlich, deshalb sollten Sie Ihre Haustiere nicht selbst damit einsprühen.

- ***Darf ich fliegen?*** In den ersten zwei Trimestern ist das kein Problem. Nach der 28. Woche kann die Fluggesellschaft ein Attest vom Arzt verlangen. Meist wird Ihnen das Fliegen erst ab der 36. Woche verwehrt.

Woche 9

Gefühle, Gedanken und Wünsche

9. WOCHE

Die Zellen des Babys teilen sich fortlaufend und entwickeln spezifische Funktionen. Am Ende dieser Woche sind bereits alle inneren Organe ausgebildet. Sie müssen sich im Lauf der Schwangerschaft nur noch weiter entwickeln, anpassen und reifen.

In der 9. Woche misst Ihr Baby etwa 2,3 cm vom Scheitel bis zum Po.

0 cm 10 cm 20 cm

Mein Körper

Mehr Nährstoffe bitte

Ein gesteigerter Appetit ist jetzt völlig normal. Widerstehen Sie dem Verlangen nach Süßigkeiten und machen Sie sich nahrhafte Leckerbissen wie Gemüse mit Hummus (Kichererbsenpüree), Gemüsesmoothies oder Vollkornpizza mit buntem Gemüse zur Gewohnheit. Raspeln Sie Karotten oder Zucchini in Saucen und Eintöpfe und geben Sie etwas von dem gesunden Grün ins Risotto.

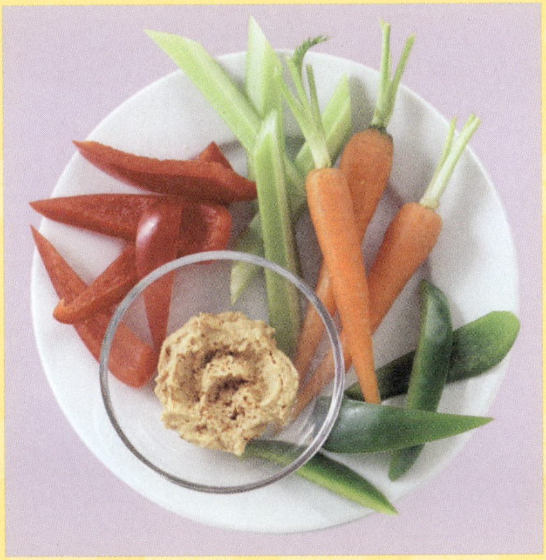

Vorausdenken

Informieren Sie sich jetzt schon über das Angebot an Kursen zur Geburtsvorbereitung. Vor allem private Kurse sind oft schnell ausgebucht, deshalb sollten Sie sich möglichst früh vormerken lassen.

Welche Ultraschallbilder?

Bei Ihrer ersten Vorsorgeuntersuchung wird man Sie darüber informieren, welche Ultraschalluntersuchungen möglich sind. Herkömmliche Ultraschall-Scans finden zu festgelegten Terminen im Lauf der Schwangerschaft statt.

MEINE GEWICHTSTABELLE:

Datum ....

Gewicht ....

Umfang ....

Mein Baby

Herzklopfen

Als Erstes funktioniert das Herz-Kreislauf-System des Babys. Die vier Herzkammern haben sich gebildet und arbeiten, sodass sein winziges Herz kräftig schlägt und lebensnotwendige Nährstoffe durch seinen Körper pumpt.

Gesicht

Die Augen des Babys, die bisher seitlich am Kopf saßen, wandern nun nach vorn und sind als deutliche Vertiefungen sichtbar. Inzwischen beginnen auch die Ohrmuscheln etwas klarere Formen anzunehmen.

30 cm 40 cm 50 cm

Unwiderstehliches *Verlangen*

Essensgelüste und -abneigungen sind ein äußerst häufiges Schwangerschaftsphänomen. Zwar erlebt nicht jede Schwangere ein unstillbares Verlangen nach einer Speise oder Übelkeit beim bloßen Gedanken an eine andere, aber viele stellen fest, dass sich ihre Vorlieben ändern.

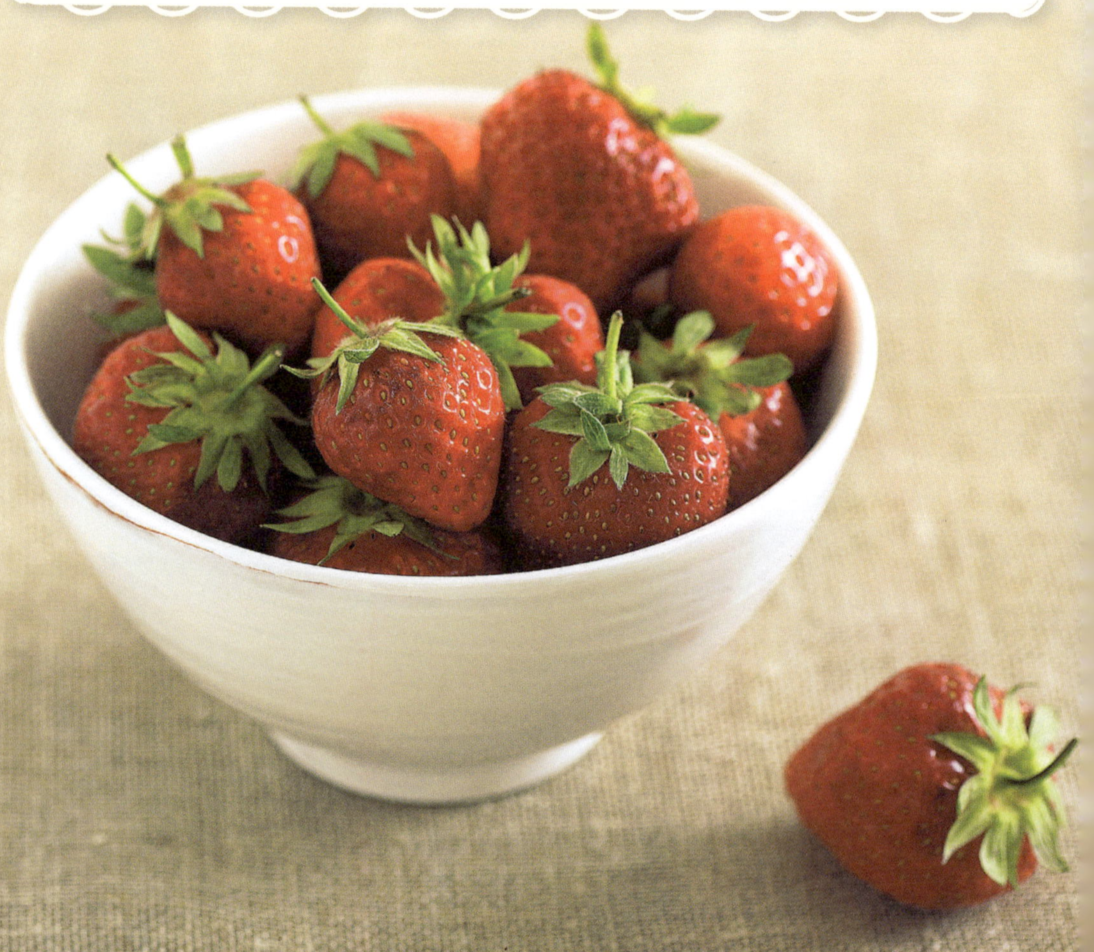

Was steckt hinter dem Verlangen?

Es gibt mehrere Theorien darüber, warum manche Schwangere plötzlich verrückt nach einem bestimmten Nahrungsmittel sind oder ein anderes, das sie vorher gerne mochten, auf einmal nicht mehr ausstehen können. Besonders populär, aber wissenschaftlich nicht belegt ist die Ansicht, der Körper wisse instinktiv, was er braucht, und äußere dies durch Gelüste. Deshalb sei zum Beispiel ein Verlangen nach rotem Fleisch ein Hinweis auf Eisenmangel. Man kann sich zwar gut vorstellen, dass der Körper durch verstärkten Appetit auf Milchprodukte sicherstellen will, dass Sie genügend Calcium zu sich nehmen, aber wie lässt sich damit das Verlangen nach sehr salzigem oder süßem Essen erklären?

Manche Schwangere verspüren ein unwiderstehliches Verlangen,

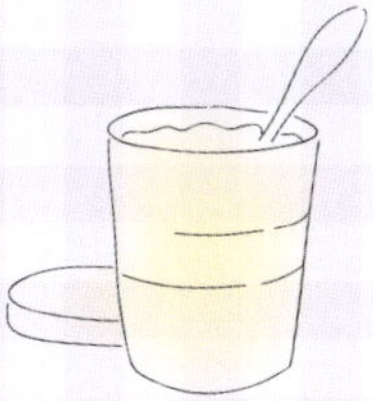

andere entwickeln eine Aversion gegen etwas, das sie früher gerne mochten. Vielen schmeckt plötzlich der Kaffee nicht mehr, anderen wird schon beim Geruch von Alkohol übel. Selbst wenn manchmal behauptet wird, dass dies ein natürlicher Schutzmechanismus des Körpers sei, um das Baby vor schädlichen Substanzen zu bewahren, legt die oft damit einhergehende Übelkeit den Schluss nahe, dass der Körper einfach keine starken Aromen mehr verträgt.

Gefährliche Gelüste?

Im Allgemeinen ist das Verlangen nicht gefährlich und schadet auch dem Baby nicht. Essen Sie aber trotzdem nicht zu viel Salziges oder Süßes, sondern greifen Sie zu gesünderen Alternativen, etwa gefrorenen Joghurt anstatt Eiscreme. Viele kleine Portionen über den Tag verteilt halten den Blutzuckerspiegel stabil und verhindern einen Heißhunger auf Süßes. Einige Schwangere bekommen Appetit auf nicht essbare Dinge wie Zahnpasta oder Erde – ein Phänomen, das man Pica nennt. Dieser Art von Gelüsten sollten Sie definitiv widerstehen und mit dem Arzt darüber sprechen. Womöglich fehlen Ihnen wichtige Nährstoffe, die Sie Ihrem Körper durch gesunde Ernährung oder auch durch Nahrungsergänzungsmittel zuführen können. Da man annimmt, dass Schwangerschaftsgelüste durch Müdigkeit verstärkt werden, sollten Sie auf ausreichenden Schlaf achten.

KAMPF DEN *Gelüsten*

- *Gesunde Snacks* zwischen den Mahlzeiten dämpfen den Appetit. Wählen Sie Vollkornprodukte, Nüsse oder Joghurt.
- *Viel trinken.* Oft missdeuten wir Dehydrierung als Hunger. Greifen Sie daher lieber zur Wasserflasche anstatt zu süßen oder salzigen Snacks.
- *Gut frühstücken.* Ein leckeres und nahrhaftes Frühstück gibt Ihnen Energie und Kraft für den Großteil des Vormittags.

Woche 10

10. WOCHE

Ihr Baby durchläuft große äußerliche Veränderungen. Sein Kopf hebt sich von der Brust und sein Gesicht nimmt Formen an. Die Lippen sind fast völlig entwickelt, die Nase ragt aus der Mitte des Gesichts. Die Ohrmuscheln sind fertig, aber noch nicht am richtigen Platz.

Gefühle, Gedanken und Wünsche

In der 10. Woche misst Ihr Baby etwa 2–3 cm vom Scheitel bis zum Po.

0 cm 10 cm 20 cm

Mein Körper

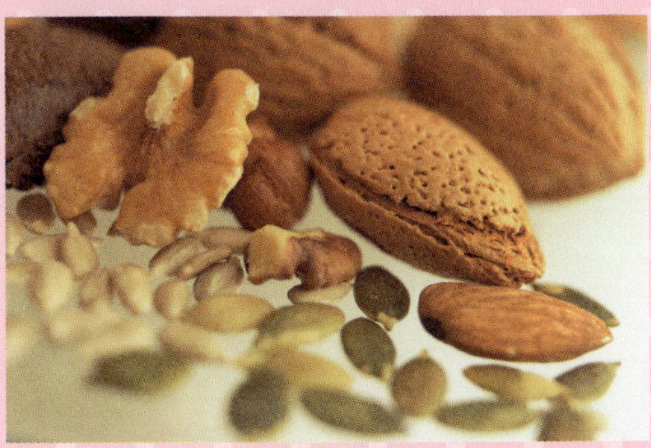

Tief durchatmen

In der Schwangerschaft braucht der Körper mehr Sauerstoff, weil er das Baby mitversorgen muss. Ihr Brustkorb weitet sich, um die Lungenkapazität beim Einatmen zu vergrößern. Ihre Atmung wird tiefer und schneller und manchmal sind Sie etwas kurzatmig. Das ist aber völlig normal.

Weitere Brustveränderungen

Am auffälligsten verändern sich in dieser Phase Ihre Brüste, die sich wegen der Hormone und der gesteigerten Durchblutung schon vergrößert haben und empfindlicher wurden. Eventuell treten jetzt die Adern hervor, die Brustwarzen werden dunkler und richten sich stärker auf.

Vegane Ernährung

Falls Sie sich vegan, also ohne Fleisch und Milchprodukte ernähren, müssen Sie besonders darauf achten, dass Ihr Körper die richtigen Nährstoffe bekommt. Das betrifft vor allem Vitamin B12, da es in pflanzlicher Nahrung nicht vorkommt. Mit Vitamin B12 angereicherte Sojaprodukte können den erhöhten Vitamin-B12-Bedarf in der Schwangerschaft decken. Auch Zink ist jetzt besonders wichtig. Essen Sie daher reichlich Hülsenfrüchte, Nüsse und Samen, um genügend davon aufzunehmen.

Mein Baby

Lebenserhaltungssystem

Die Plazenta ist voll ausgebildet und bereit, die Funktion der Lebenserhaltung für das Baby vom Dottersack zu übernehmen. Sie liefert dem Baby nicht nur Nahrung und Sauerstoff, sondern schützt es auch vor schädlichen Stoffen und Infektionen.

Finger und Zehen

Diese sind jetzt länger und haben sich voneinander getrennt. Ihr Baby kann die Finger öffnen und schließen und die Zehen einrollen. Vielleicht sehen Sie diese Bewegungen sogar bei der ersten Ultraschalluntersuchung!

MEINE GEWICHTSTABELLE:

Datum ....

Gewicht ....50 kg....................

Umfang ....

30 cm 40 cm 50 cm

Sie und *Ihr Partner*

Eine Schwangerschaft wirkt sich auf die Beziehung zu Ihrem Partner aus und vielleicht machen Sie sich Sorgen, dass zwischen Ihnen nun alles anders sein wird. Das ist völlig normal, denn durch die Zeugung des Babys sind Ihre beiden Leben für immer miteinander verknüpft.

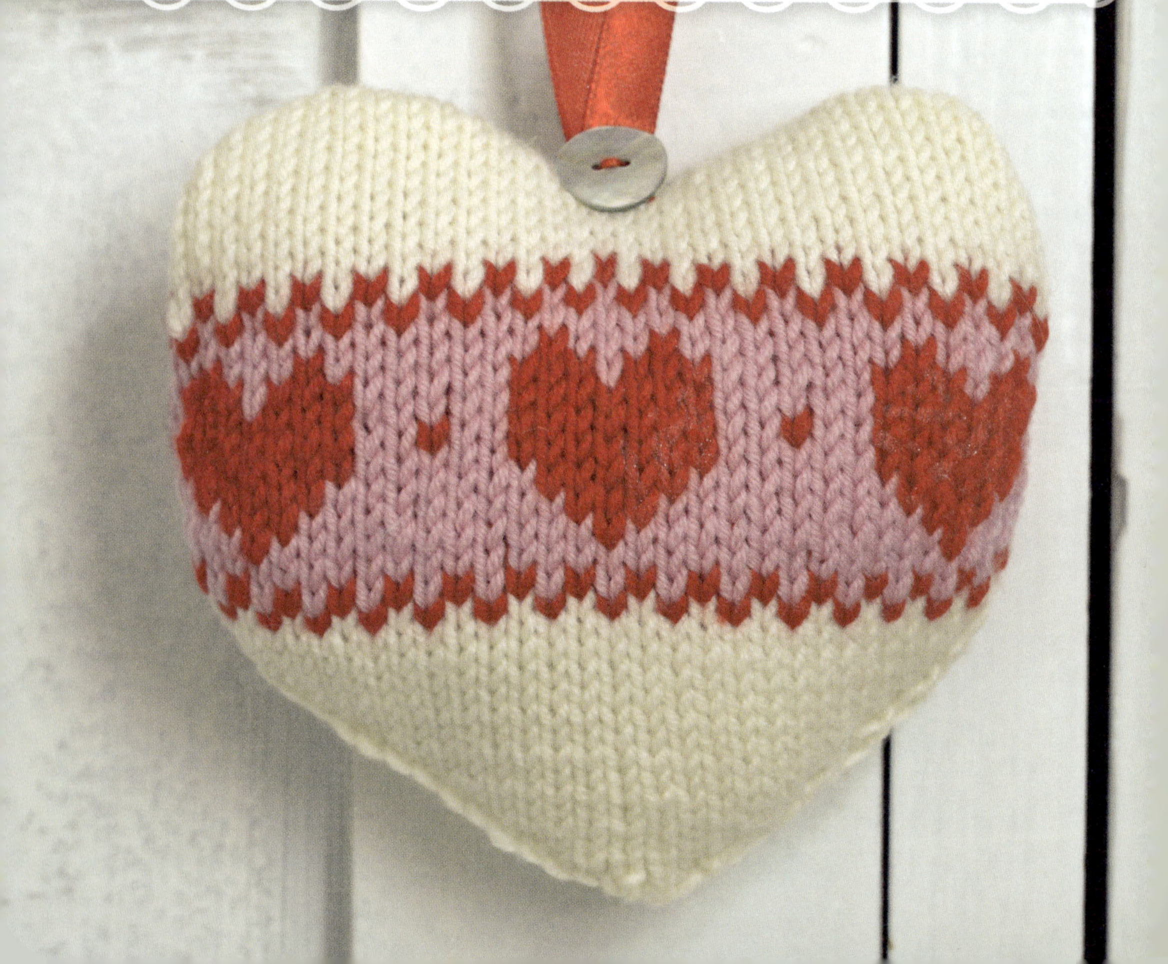

Gemischte Gefühle

Viele Paare fühlen sich enger miteinander verbunden, wenn sie ein Baby erwarten, voller Freude und Aufregung über das, was vor ihnen liegt. Andere müssen die Bedeutung einer Schwangerschaft erst einmal verarbeiten, bevor sie sich darüber freuen können. Wichtig ist, dass Sie miteinander über alle Zweifel und Ängste reden. Vielleicht stellen Sie dann fest, dass der Partner genau dieselben Gefühle hat.

Missverständnisse vermeiden

Ihre körperliche und seelische Verfassung kann sich vor allem im ersten Trimester auf Ihre Beziehung auswirken. Erschöpfung und hormonelle Veränderungen können Sie reizbar und überempfindlich machen – es ist für Sie beide nicht einfach, damit richtig umzugehen. Sie selbst nehmen die kleinste Veränderung und deren emotionale Auswirkungen wahr, doch Ihr Partner tut sich damit schwer, solange es noch keine deutlich sichtbaren Anzeichen für Ihre Schwangerschaft gibt. Versuchen Sie das zu akzeptieren und wahrzunehmen, dass jetzt für Sie beide eine große Veränderung im Leben ansteht. Vielleicht kämpft Ihr Partner momentan mit ganz konkreten Themen, etwa ob er in der Lage sein wird, Sie und das Baby finanziell zu versorgen, wenn Sie in Elternzeit sind. Alle Sorgen offen anzusprechen ist der Schlüssel zu einer solidarischen Partnerschaft.

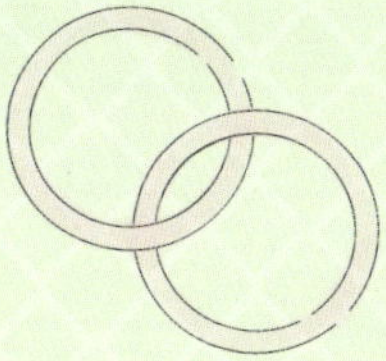

Verbundenheit

Wenn Sie beide die Tatsache verdaut haben, dass Sie Eltern werden, werden Sie sich als Paar enger miteinander verbunden fühlen. Diese Verbundenheit wird durch den ersten Blick auf Ihr Baby beim Ultraschall-Scan in der Regel noch vertieft.

SEX *in der Schwangerschaft*

- *Sorgen über* Ihre körperlichen Veränderungen können Sie sehr verunsichern. Vielleicht sind Intimität und Sex momentan das Letzte, woran Sie denken. Sprechen Sie mit dem Partner darüber, um Missverständnissen vorzubeugen.

- *Hören Sie zu,* wenn Ihr Partner über seine Bedenken spricht. Vielleicht hat er Angst, dass Sex dem Baby schadet. Dann können Sie ihn damit beruhigen, dass das Baby in einer normalen Schwangerschaft im Uterus absolut sicher ist und Sex es nicht verletzen kann.

- *Gegenseitiges Verständnis* ist wichtig, damit sich niemand zurückgewiesen fühlt und sich beide Partner auf die neue Situation einstellen können. Andere Formen der Intimität wie Massage oder Streicheln können ebenfalls für Nähe und Verbundenheit sorgen.

Woche 11

Gefühle, Gedanken und Wünsche

11. WOCHE

Kleine, aber wichtige Veränderungen finden statt. Der Hals des Babys wird länger, sodass es seinen Kopf besser bewegen kann. Auch die Sinnesorgane entwickeln sich: Geschmacksknospen entstehen, Augenlinse und Netzhaut bilden sich und die Ohrstruktur formt sich aus.

In der 11. Woche misst Ihr Baby etwa 4,1 cm vom Scheitel bis zum Po.

0 cm 10 cm 20 cm

Mein Körper

Eisenversorgung

Die Versorgung mit Eisen ist jetzt besonders wichtig. Es wird für die roten Blutkörperchen benötigt, die Sauerstoff durch den Körper transportieren. Wenn der Arzt nichts anderes empfiehlt, sind trotz des erhöhten Bedarfs keine Ergänzungsmittel nötig, solange Sie täglich natürliche Eisenlieferanten wie mageres Fleisch, Geflügel, Eier, Brokkoli und Spinat zu sich nehmen.

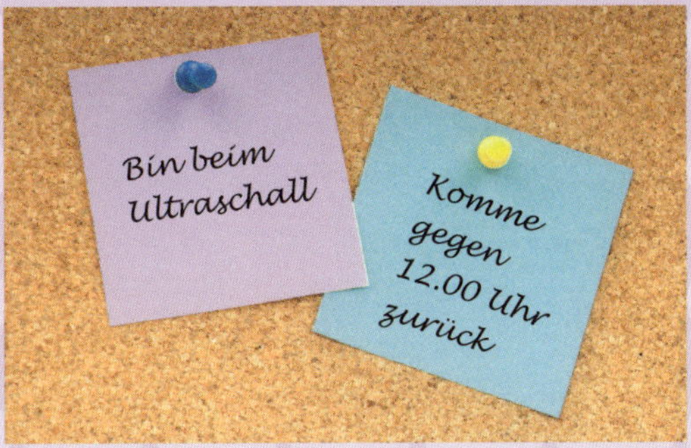

Den Chef informieren

Sie sind gesetzlich nicht dazu verpflichtet, Ihren Vorgesetzten über die Schwangerschaft zu informieren. Trotzdem empfiehlt es sich – nicht zuletzt deshalb, weil er Sie für die Vorsorgeuntersuchungen von der Arbeit freistellen muss.

Beckenbodentraining

Die Beckenbodenmuskeln spielen eine wichtige Rolle in der Schwangerschaft, denn sie halten Blase, Uterus und Darm an Ort und Stelle. Fangen Sie möglichst bald an, sie zu kräftigen, damit Sie nach der Entbindung nicht inkontinent werden. Sie müssen dazu nichts weiter tun als mehrmals täglich zehnmal hintereinander die Muskeln anzuspannen, mit denen Sie den Urinstrahl zurückhalten können. Versuchen Sie, die Spannung immer länger zu halten.

MEINE GEWICHTSTABELLE:

Datum ....

Gewicht ....

Umfang ....

Mein Baby

Munter und agil

Arme und Beine wachsen, die Muskeln entwickeln sich und das Baby wird aktiver. In seiner mit Fruchtwasser gefüllten Blase turnt es munter umher, tritt, hebt die Arme, um sein Gesicht zu berühren, und dreht sich um sich selbst. Es ist jedoch noch zu früh, um seine Bewegungen zu spüren.

Junge oder Mädchen

Jetzt bilden sich Eierstöcke und Hoden. Es ist noch nicht erkennbar, welches Geschlecht das Kind haben wird, denn die Genitalien sind in diesem Stadium nur ein winziges Rohr, das bei Jungen und Mädchen gleich aussieht.

30 cm 40 cm 50 cm

Vorsorge ist wichtig

Die Vorsorgeuntersuchungen sollen sicherstellen, dass die Schwangerschaft gut verläuft, Sie gesund bleiben und das Kind erwartungsgemäß wächst. Etwa zehn bis zwölf Vorsorgeuntersuchungen sind für eine normale Schwangerschaft ohne Risikofaktoren vorgesehen. Sie können die Termine bei einem Frauenarzt oder bei einer Hebamme wahrnehmen. Bestimmte Abläufe wiederholen sich bei den Vorsorgeterminen: Blutdruckmessen, Wiegen, Urinprobe und Blutabnahme. Bestandteile der Vorsorge sind auch die vaginale Untersuchung und das Abtasten des Bauchs, damit Größe und Lage der Gebärmutter und des Kindes bestimmt werden. Die Herztöne des Babys werden mit einem Pinard-Stethoskop oder einem Sonicaid abgehört. Sonicaid ist ein Ultraschallgerät, das die Herztöne aufzeichnet. Im Rahmen der Vorsorge sind drei Ultraschalluntersuchungen vorgesehen. Alle wichtigen Daten werden in dem Mutterpass vermerkt, den Sie zu jeder Vorsorgeuntersuchung mitbringen sollen.

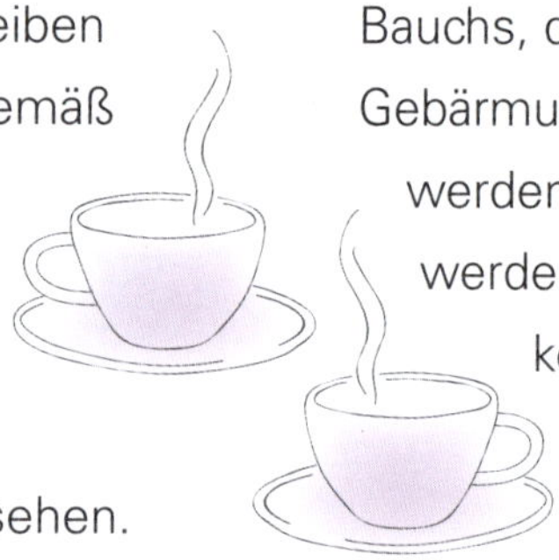

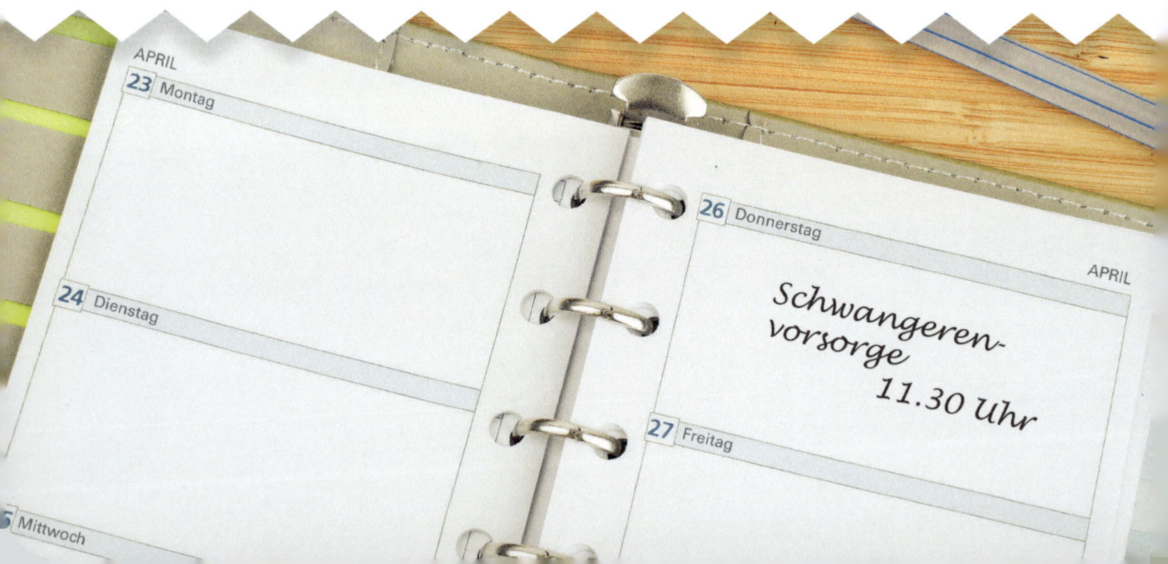

Meine Gefühle, als ich mein Baby zum ersten Mal sah

Es war ein unbeschreibliches neues Glücks-
gefühl! Am liebsten hätte ich vor
Freude geweint!

So fühlte sich mein Partner aufgeregt und
glücklich zugleich!

Ultraschall-Scans und Screening

Die erste Ultraschalluntersuchung findet zwischen der 9. und 12. Schwangerschaftswoche statt. Anhand der Größe und Entwicklung des Babys lässt sich der bisher angenommene Geburtstermin, der anhand Ihrer letzten Periode errechnet wurde, bestätigen oder gegebenenfalls anpassen. Außerdem wird beim ersten Ultraschall ersichtlich, ob Sie mehr als ein Baby erwarten! Zwischen der 11. und 14. Woche kann ein sogenannter »Nackentransparenztest« durchgeführt werden, der meist mit Bluttests im ersten und manchmal auch im zweiten Trimester kombiniert wird. Der Test gibt Hinweise darauf, ob Ihr Baby an einem Down-Syndrom oder anderen Chromosomenveränderungen leidet. Besteht der Verdacht, werden Ihnen weitere Tests zur genaueren Diagnose angeboten.

Woche 12

12. WOCHE

Erst so groß wie eine Mandarine, ist Ihr Baby bereits voll ausgebildet. Die sensibelste Entwicklungsstufe ist vorüber. Sein Skelett ist komplett, besteht aber aus Knorpeln. Mit der Zeit verhärten sich diese zu Knochen – ein Prozess, der auch nach der Geburt weiterläuft.

Gefühle, Gedanken und Wünsche

....

....

....

....

Mein Körper

Beinahe sichtbar

Ihr Uterus wächst ziemlich schnell und ist jetzt schon so groß wie eine kleine Melone. Da er nun über das Schambein hinausragt, werden Sie feststellen, dass Ihr Taillenumfang zunimmt. Wenn Sie sehr schlank sind, sieht man jetzt schon ein kleines Bäuchlein.

Schwerstarbeit

Am Ende des ersten Trimesters hat sich Ihre Blutmenge um 10 bis 15 Prozent erhöht, damit alle Organe ausreichend versorgt werden. Vor allem im Beckenbereich verstärkt sich die Durchblutung: In der 12. Woche zirkuliert dort etwa ein Viertel Ihrer gesamten Blutmenge.

Wie fühlen Sie sich?

Sie werden feststellen, dass viele der frühen Schwangerschaftssymptome verschwinden und Sie sich wieder mehr wie Sie selbst fühlen – abgesehen von der Figur, die sich immer mehr verändert. Da die Übelkeit nun vorüber sein dürfte, kehrt auch Ihr Appetit zurück. Der Uterus wächst nach oben in die Bauchhöhle, der Druck auf die Blase lässt nach und Sie müssen nicht mehr ständig zur Toilette. Wahrscheinlich haben Sie nun, da sich die Hormone »beruhigen«, auch wieder mehr Energie als in den ersten Wochen der Schwangerschaft.

In der 12. Woche misst Ihr Baby etwa 5,4 cm vom Scheitel bis zum Po.

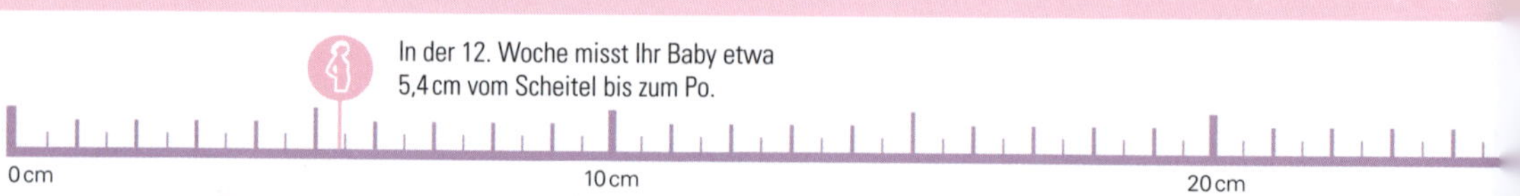

....

....

....

....

....

Mein Baby

Tägliches Training

Mit seinen voll ausgebildeten Gliedmaßen wird das Baby nun immer aktiver und probiert alle möglichen Positionen im Bauch aus. Es lutscht sogar schon am Daumen, öffnet und schließt den Mund zum Gähnen und schluckt Fruchtwasser, das es als Urin wieder ausscheidet.

Schneller Herzschlag

Das Herz des Babys schlägt mit bis zu 160 Schlägen pro Minute etwa zweimal so schnell wie Ihres. Das hört sich zwar beunruhigend an, ist aber für Ihr Baby völlig normal und gesund.

MEINE GEWICHTSTABELLE:

Datum ....

Gewicht ....

Umfang ....

Wichtige Verbindung

Die Nabelschnur, die Ihr Baby mit der Plazenta verbindet, ist jetzt voll entwickelt und versorgt es mit wichtigen Nährstoffen wie zum Beispiel Glukose.

30 cm 40 cm 50 cm

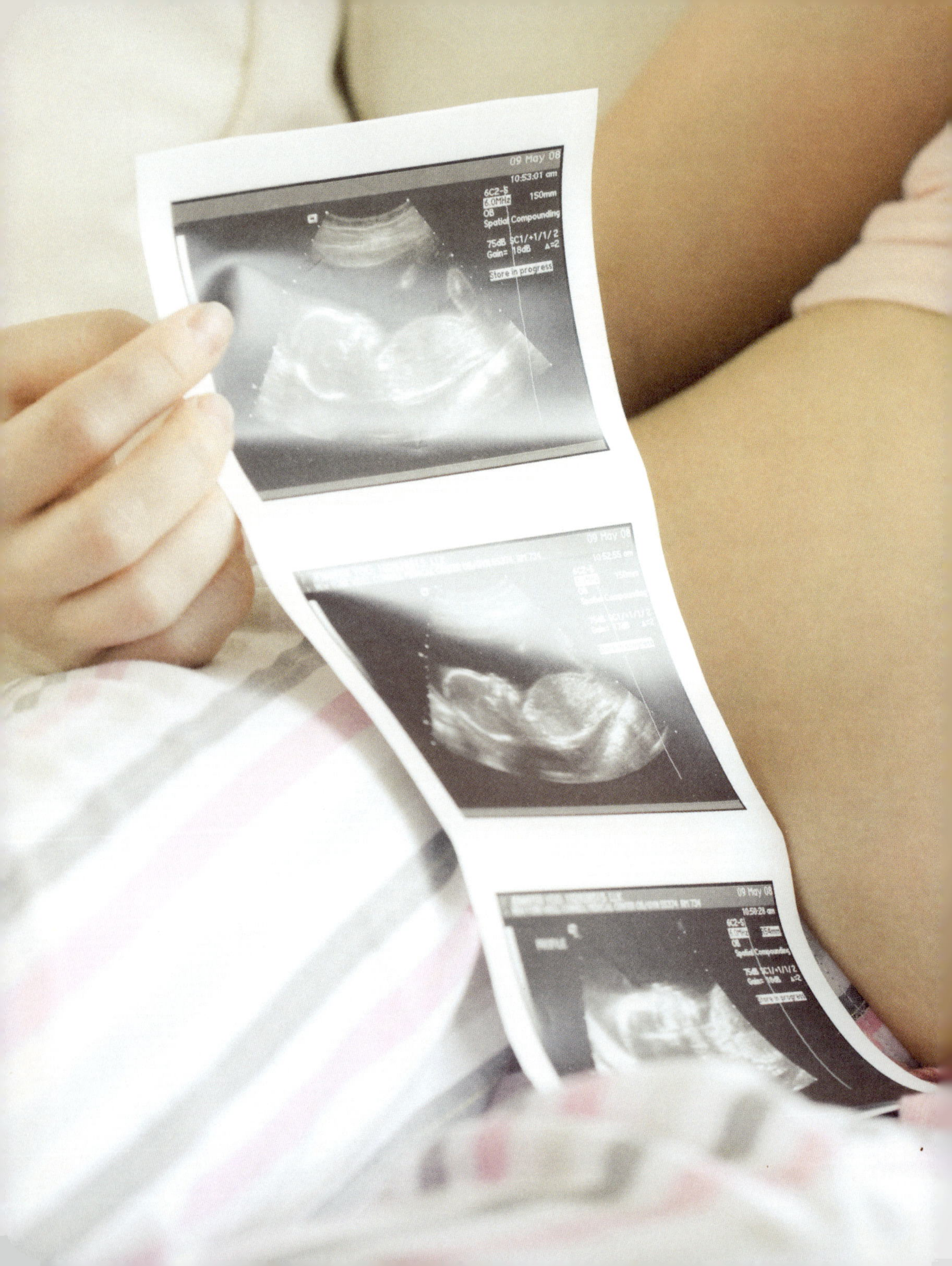
09 May 08
10:53:01 am
6C2-S
6.0MHz
150mm
OB
Spatial Compounding
75dB SC1/+1/1/2
Gain= 18dB Δ=2
Store in progress
09 May 08
09 May 08

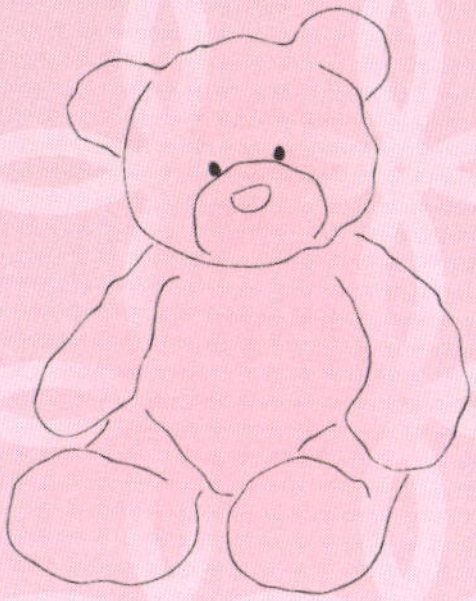

Das *zweite* Trimester

Die Hormone beruhigen sich, Ihr Körper stellt sich auf die Schwangerschaft ein und Sie gewinnen neue *Energie.* Da Ihr Bauch und das Baby *schnell* wachsen und Sie endlich die Kindsbewegungen spüren, fühlen Sie sich nun richtig schwanger. Genießen Sie diese *besondere* Zeit!

Woche 13

Gefühle, Gedanken und Wünsche

13. WOCHE

Ihr Baby ähnelt jetzt einem winzigen Menschen. Arme und Beine werden länger, aber der Kopf ist im Verhältnis zum Körper noch zu groß. Da sich noch keine Fettpolster gebildet haben, sind Knochen und Blutgefäße deutlich unter der Haut erkennbar.

In der 13. Woche misst Ihr Baby etwa 7,4 cm vom Scheitel bis zum Po.

0 cm 10 cm 20 cm

Mein Körper

Alles beruhigt sich

Mit dem Eintritt ins zweite Trimester stabilisiert sich der Hormonspiegel und unangenehme Symptome wie Übelkeit sollten nun verschwinden. Sie sind entspannter und fühlen vielleicht auch einen Energieschub, der Ihren Tatendrang weckt.

Kalorienbedarf

Falls Ihr Appetit im ersten Trimester etwas gelitten hat, wird er wahrscheinlich jetzt wieder zurückkehren. Im zweiten Trimester benötigen Sie 2100 bis 2500 Kalorien pro Tag, je nachdem, wie aktiv Sie sind. Nahrhafte Mahlzeiten und gesunde Snacks, wie Vollkornbrot mit fettarmem Aufstrich, Bananen oder Nüsse, sollten nun auf dem Speiseplan stehen.

Calcium

Dieses Mineral ist äußerst wichtig für Knochen und Zähne – bei Ihnen ebenso wie bei Ihrem Baby. Joghurt mit Früchten ist eine gute Calciumquelle, aber achten Sie darauf, dass er pasteurisiert ist, sonst droht die Gefahr einer Listerien-Infektion.

MEINE GEWICHTSTABELLE:

Datum ....

Gewicht ....

Umfang ....

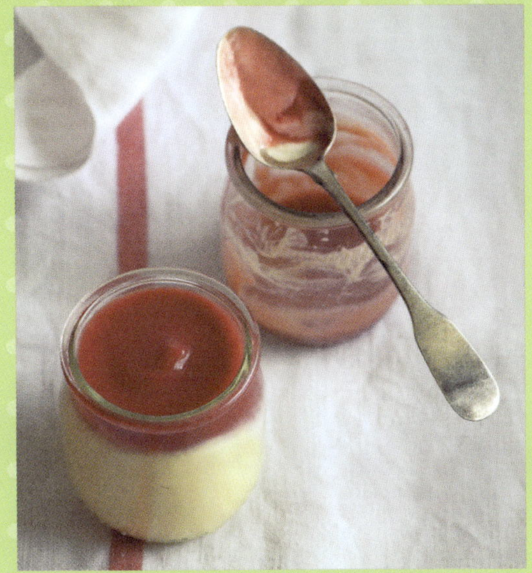

Mein Baby

Fließende Bewegungen

Das Baby hat in der Fruchtblase momentan noch viel Platz, um sich zu bewegen. Das Fruchtwasser dämpft jedoch all seine Aktivitäten, sodass Sie seine Tritte noch nicht spüren.

Neue Verbindungen

Das Gehirn Ihres Babys entwickelt sich schnell. Die motorischen Nerven, die die Bewegungen kontrollieren, reifen zuerst, sodass das Baby bald komplexere Bewegungen ausführen kann, auch wenn diese noch nicht sehr koordiniert sind.

30 cm 40 cm 50 cm

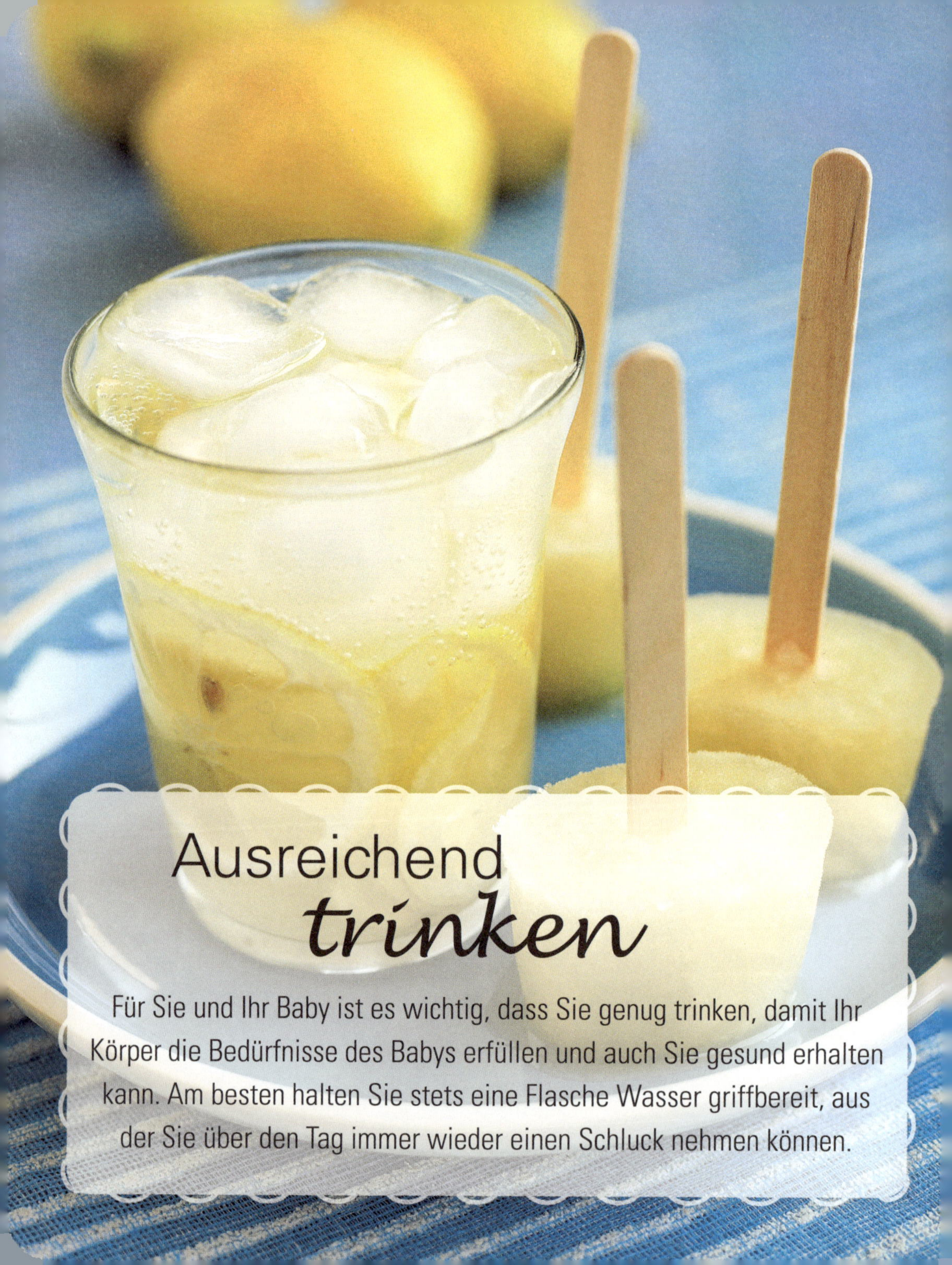

Ausreichend *trinken*

Für Sie und Ihr Baby ist es wichtig, dass Sie genug trinken, damit Ihr Körper die Bedürfnisse des Babys erfüllen und auch Sie gesund erhalten kann. Am besten halten Sie stets eine Flasche Wasser griffbereit, aus der Sie über den Tag immer wieder einen Schluck nehmen können.

Warum ist Flüssigkeit jetzt so wichtig?

In der Schwangerschaft erhöht sich Ihre Blutmenge stetig, damit nicht nur Ihr Körper mit Nährstoffen versorgt wird, sondern auch der Ihres Babys. Gleichzeitig müssen Abfallstoffe vom Baby wegtransportiert werden. Damit Ihr Körper diese Aufgaben richtig erfüllen kann, müssen Sie ihm genug Flüssigkeit geben. Eine ausreichende Versorgung mit Flüssigkeit ist außerdem nötig für die kontinuierliche Neubildung und den steten Austausch des Fruchtwassers, das Ihr Baby umgibt und beschützt. Zudem unterstützt die Flüssigkeit die Funktion von Leber und Nieren, spült Bakterien, die Entzündungen verursachen, aus den Harnwegen und lindert Verstopfung.

Wie viel soll ich trinken?

Genaue Angaben über die benötigte Flüssigkeitsmenge sind schwierig, da diese von verschiedenen Faktoren abhängt, etwa der Art von Nahrung, die Sie essen, von Ihrem Gewicht und von Ihrem Aktivitätsgrad. Im Durchschnitt benötigen Sie jedoch etwa 1,5 bis 2,2 Liter Flüssigkeit pro Tag. Orientieren Sie sich an der Farbe Ihres Urins, um herauszufinden, ob Sie genug Flüssigkeit zu sich nehmen: Ist er klar oder hellgelb, sind Sie wahrscheinlich gut mit Flüssigkeit versorgt. Dunkler Urin deutet dagegen auf Dehydrierung hin. Hören Sie auch auf Ihren Körper. Wenn Sie Durst verspüren, ist es höchste Zeit, etwas zu trinken!

Wie bekomme ich genug Flüssigkeit?

Wasser ist am gesündesten und sollte über den ganzen Tag verteilt getrunken werden. Aber auch in Obst ist Flüssigkeit enthalten, vor allem in Trauben und Melonen. Eine Abwechslung zu Wasser sind Obstsäfte, Smoothies oder ein calciumreiches Glas Milch. Koffeinhaltige Getränke sollten Sie nur mit Vorsicht genießen. Sie wirken entwässernd, sodass Sie mehr Flüssigkeit ausscheiden, als Sie aufnehmen.

DAS SOLLTEN SIE *vermeiden*

- *Es ist ratsam,* den Koffeinkonsum im Auge zu behalten. Koffein kann die Aufnahme von Eisen und Folsäure behindern und womöglich zu einem niedrigen Geburtsgewicht beitragen. Mehr als 200 mg pro Tag sollten Sie nicht zu sich nehmen. Dies entspricht zwei bis drei Tassen Tee oder einem Espresso.
- *Verzichten Sie auf Alkohol.* Es ist erwiesen, dass Alkohol sich auf das Ungeborene auswirkt, auch wenn sich die Experten uneinig sind über die Höhe der schädlichen Menge. Um kein Risiko einzugehen, sollten Sie daher während der gesamten Schwangerschaft vollständig auf Alkohol verzichten.

Woche 14

Gefühle, Gedanken und Wünsche

14. WOCHE

Ihr Baby kommt mit verschiedenen Reflexen zur Welt. Einige davon müssen sich noch entwickeln, zum Beispiel der Saugreflex, den es nach der Geburt zum Trinken benötigt. Zunächst entsteht der Suchreflex, der es dazu bringt, den Mund zu öffnen und die Brustwarze zu suchen.

In der 14. Woche misst Ihr Baby etwa 8,7 cm vom Scheitel bis zum Po.

0 cm 10 cm 20 cm

Mein Körper

Die erste Milch

Unglaublich, aber Ihre Brüste haben schon begonnen, die erste Milch fürs Baby, das sogenannte Kolostrum, zu produzieren. Diese cremige, gelbe Substanz ist so nahrhaft, dass kleine Mengen davon genügen, um das Baby in den ersten Tagen nach der Geburt zu ernähren, bis die reife Milch einschießt.

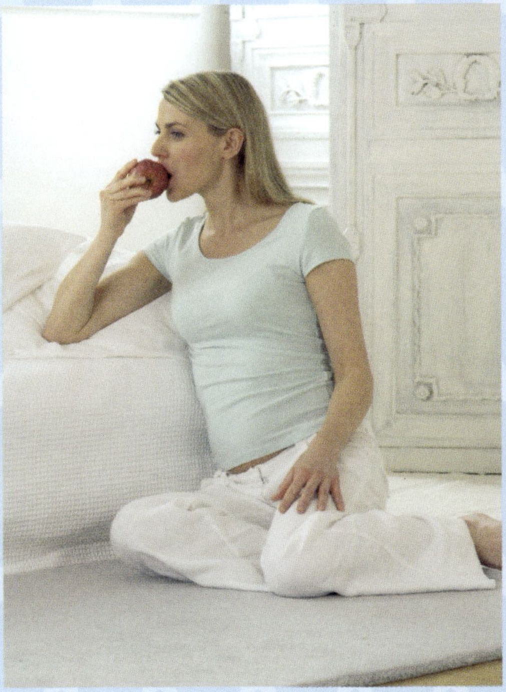

Was wollte ich gerade?

Das Wort »Schwangerschaftsdemenz« ist etwas übertrieben, aber es stimmt, dass Sie jetzt vielleicht etwas vergesslich werden. Das Gehirn knüpft neue Neuronenverbindungen, damit Sie sich besser auf die Bedürfnisse des Babys konzentrieren können. Sie werden zerstreuter, weil Sie die meiste Zeit an das Baby oder an sich denken. Auf lange Sicht stärken diese neuen Verbindungen jedoch Ihr Gehirn.

Mein Baby

Schau mich an

Das Gesicht Ihres Babys wird immer deutlicher erkennbar. Die Augen sitzen vorne am Kopf. Erste Haare können sprießen und vielleicht bilden sich auch schon Augenbrauen, die das Gesicht noch klarer definieren.

Hinein und hinaus

Die Nieren beginnen Urin zu produzieren. Das Baby schluckt Fruchtwasser, das durch die Nieren gefiltert und als Urin wieder ins Fruchtwasser ausgeschieden wird. Auf diese Weise füllt und leert sich seine Blase nun regelmäßig.

MEINE GEWICHTSTABELLE:

Datum ....

Gewicht ....

Umfang ....

30 cm 40 cm 50 cm

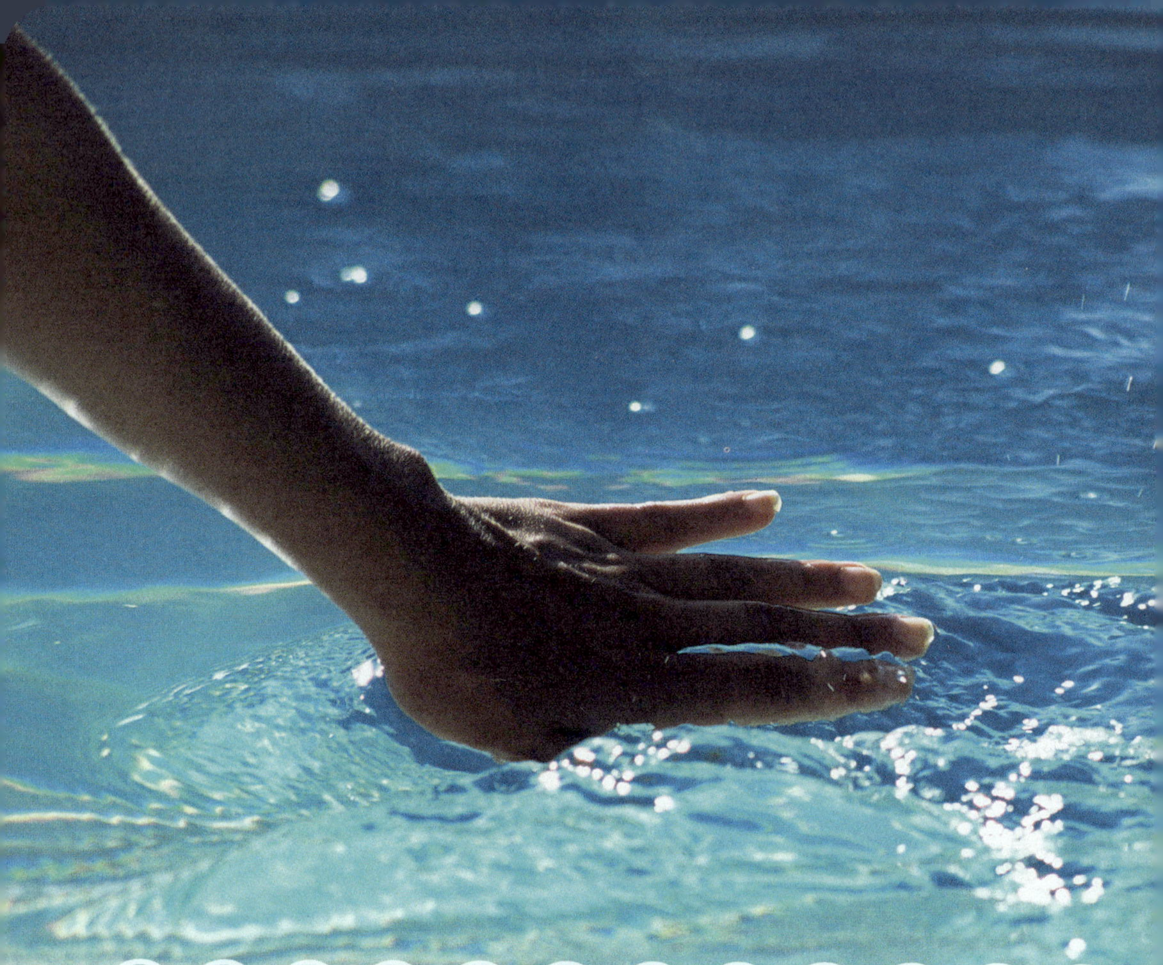

Schwanger in den *Urlaub*

Nichts spricht gegen einen kleinen Tapetenwechsel in der Schwangerschaft, vor allem das zweite Trimester ist zum Reisen ideal. Übelkeit und Erschöpfung sind normalerweise verschwunden, das Risiko einer Fehlgeburt gering und Sie sprühen wahrscheinlich vor Energie.

Vorbereitungen

Ein Urlaub jetzt ist die ideale Gelegenheit, um Aktivitäten zu genießen, die mit Baby nicht mehr möglich sein werden. Ein paar Vorsichtsmaßnahmen sind dennoch sinnvoll.

Vor allem in der Spätschwangerschaft sollten Sie eine Bescheinigung vom Arzt mitnehmen, auf der neben dem Geburtstermin auch vermerkt ist, dass keine Komplikationen vorliegen. Haben Sie selbst gesundheitliche Probleme, brauchen Sie ebenfalls einen Arztbrief. Informieren Sie sich über die medizinische Versorgung am Urlaubsort und beschaffen Sie sich die Telefonnummern und Adressen von Arztpraxen oder Krankenhäusern.

Schöne Ferien

Damit Sie sich im Urlaub sicher fühlen und sich bestens erholen können, sollten Sie einige Dinge beachten.

Als Schwangere sind wenig anstrengende Aktivitäten wie Schwimmen und gemäßigtes Gehen erlaubt. Riskante Sportarten wie Skifahren, Reiten, Tauchen oder lange Touren zu Fuß oder per Rad (vor allem, wenn es sehr heiß ist) sollten Sie dagegen meiden. Auch beim Sightseeing legen Sie am besten immer wieder Pausen ein, denn wahrscheinlich ermüden Sie schneller als sonst.

Urlaub im Süden ist herrlich, aber setzen Sie sich nicht zu stark der Sonne aus und benutzen Sie immer Sonnenschutzcreme, denn Ihre Haut reagiert auf Sonne jetzt besonders empfindlich. Auch auf die Hygiene sollten Sie verstärkt achten, da Sie als Schwangere anfälliger für Infektionen sind. Trinken Sie nur in Flaschen abgefülltes Wasser und seien Sie vorsichtig mit dem, was Sie essen.

Ungewaschenen Salat oder Obst sowie Speisen von Ständen oder Büffets, die schon etliche Stunden vorher zubereitet wurden, sollten Sie lieber meiden.

DIE *Anreise*

- *Das zweite Trimester* ist die beste und sicherste Zeit zum Reisen (viele Fluglinien nehmen Schwangere nur bis zur 36. Woche mit), aber dennoch ist eine lange Anreise anstrengend und dehydrierend. Legen Sie wenn möglich Pausen ein und sorgen Sie für bequeme Reisebedingungen.
- *Auf langen Autofahrten* halten Sie immer wieder an, damit Sie Ihre Beine ausstrecken und zur Toilette gehen können.
- *Auf Langstreckenflügen* sollten Sie viel Wasser trinken und in Bewegung bleiben. Können Sie nicht umherlaufen, machen Sie im Sitzen Bein- und Fußgymnastik.
- *Viele Frauen haben Angst,* im Flugzeug eine Beinthrombose zu bekommen. Das Risiko dafür ist auch in der Schwangerschaft gering, aber um ganz sicher zu gehen, können Sie Kompressionsstrümpfe tragen, die den Blutfluss in den Beinen verbessern.

Woche 15

15. WOCHE

Ihr Baby erlebt etwa um diese Zeit seinen ersten Wachstumsschub. In den kommenden Wochen wird es mehrere Zentimeter wachsen und sein Gewicht verdoppeln! Seine Innenohrknochen sind fertig ausgebildet und es kann Sie nun wahrscheinlich schon hören.

Gefühle, Gedanken und Wünsche

....

....

....

....

Mein Körper

Schwerstarbeit

Ihr Körper muss hart arbeiten, um alle Anforderungen der Schwangerschaft zu erfüllen. Die Blutmenge erhöht sich um 45 Prozent, damit der Uterus gut versorgt wird, und auch die Nieren steigern ihre Kapazität um etwa 60 Prozent.

Erstes Bäuchlein

Ihr Bauch rundet sich nun zusehends. Vielleicht fällt es Ihnen schon immer schwerer, nachts eine bequeme Schlafposition zu finden, ohne erst mehrere Stellungen auszuprobieren. Etwa ab diesem Zeitpunkt der Schwangerschaft sollten Sie möglichst nicht mehr auf dem Rücken schlafen, sonst kann es passieren, dass die stark vergrößerte Gebärmutter zu viel Druck auf wichtige Blutgefäße ausübt. Ihnen wird davon schwindelig und schlimmstenfalls wird die Blutzufuhr zum Uterus und zum Baby gedrosselt.

Blendende Gesundheit

Sicher haben Sie schon von dem geheimnisvollen »Leuchten« gehört, das von Schwangeren ausgeht, aber kennen Sie auch die wissenschaftliche Erklärung dafür? Das Hormon Östrogen und die verstärkte Durchblutung sind der Grund, warum Frauen im zweiten Schwangerschaftsdrittel vor Gesundheit förmlich »strahlen«.

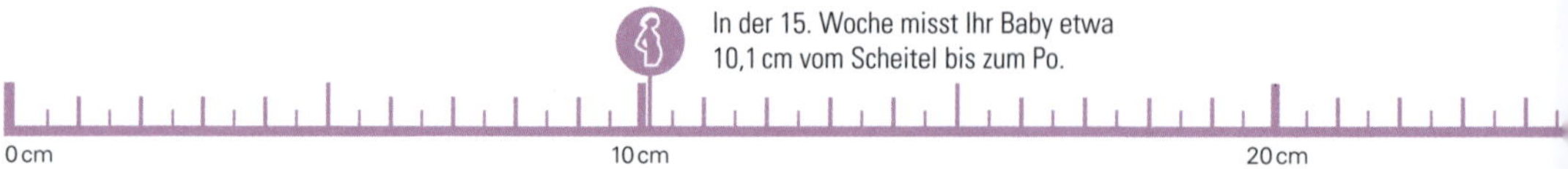

In der 15. Woche misst Ihr Baby etwa 10,1 cm vom Scheitel bis zum Po.

....

....

....

....

Mein Baby

Haarflaum

Ihr Baby entwickelt jetzt am ganzen Körper einen feinen Flaum aus dunklem Haar, die sogenannte Lanugo. Sie sorgt dafür, dass das Baby es im Uterus schön warm hat und seine Haut im Fruchtwasser nicht aufweicht. Das Lanugohaar fällt vor der Geburt aus und wird durch die dauerhafte Körperbehaarung ersetzt.

MEINE GEWICHTSTABELLE:

Datum ....

Gewicht ....

Umfang ....

Hals und Wirbelsäule

Der Hals des Babys ist länger geworden. Das bedeutet, es kann den Kopf weiter von der Brust abheben. Im Hals entwickelt sich die Schilddrüse, die wichtige Hormone produzieren wird. Das Rückenmark ist jetzt voll ausgebildet und füllt den ganzen Wirbelkanal aus. Im Rückenmark sind Nerven mit jedem Wirbel der Wirbelsäule verbunden.

30 cm 40 cm 50 cm

So verändere ich mich

Da Sie sich nun an die Schwangerschaft gewöhnt haben, werden Sie Veränderungen an sich feststellen – nicht nur äußerlich, sondern auch in Ihren Lebensgewohnheiten und in den Ansichten über Familie.

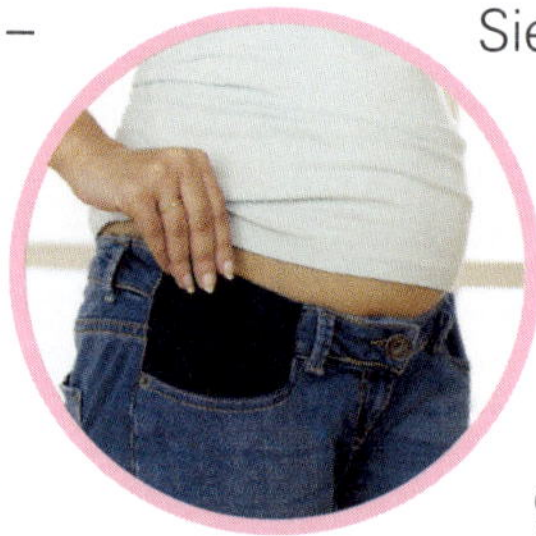

Am deutlichsten sichtbar sind die Veränderungen Ihres Körpers. Wenn der Bauchumfang wächst, brauchen Sie für die nächsten Monate eine geeignete Garderobe. Am Anfang reicht es vielleicht noch aus, ein paar Knöpfe zu versetzen oder einfach offen zu lassen. Doch schon bald werden Sie richtige Umstandskleidung benötigen. Die Auswahl ist inzwischen riesig, am besten legen Sie sich ein paar Kleidungsstücke zu, die sich gut untereinander kombinieren lassen. Wenn Sie Angst vorm Dickwerden haben, kann eine gesunde Ernährung und Lebensweise die Laune wieder heben und eine positive Einstellung zu Ihrem neuen Ich bewirken.

So verändert sich mein Körper ....

....

Das empfinde ich dabei ....

....

....

....

Zeit zum Nachdenken

Wahrscheinlich werden Sie viel über Ihre neue Familie nachdenken und darüber, was das für Sie bedeutet. Die Schwangerschaft löst Erinnerungen an Ihre eigene Kindheit aus, an alles, was damals gut oder schlecht war, und Sie überlegen vielleicht, welche Aspekte Sie für Ihre eigene Familie übernehmen und welche Sie ändern möchten.

Das wünsche ich mir für meine Familie ....

....

....

....

....

....

....

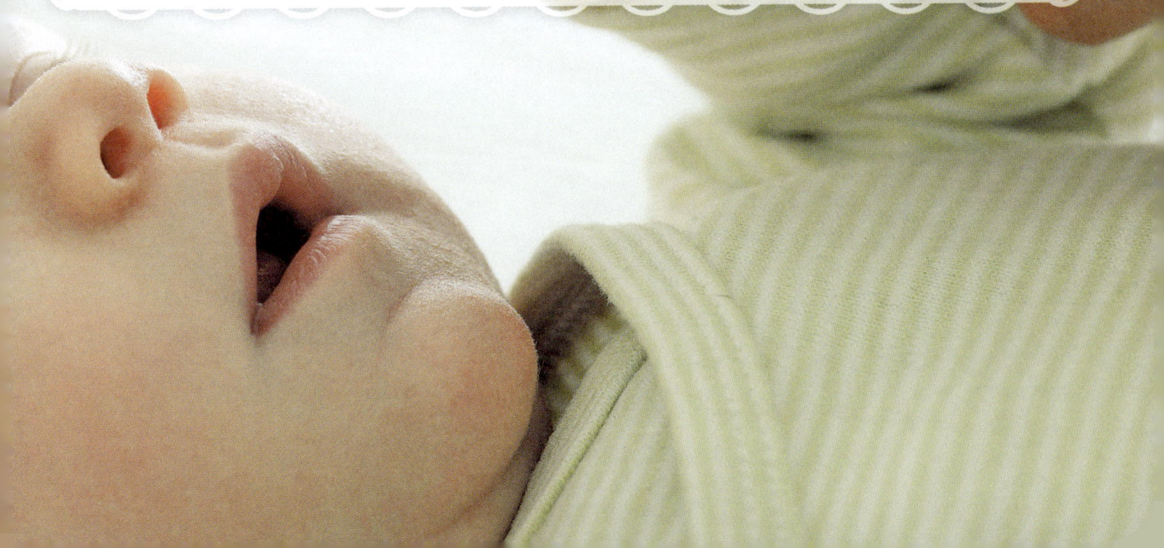

Woche 16

Gefühle, Gedanken und Wünsche

16. WOCHE

Ihr Baby wiegt jetzt rund 100 g und wird in der Gebärmutter immer aktiver. Es bewegt nicht nur seine Gliedmaßen, sondern auch seine Feinmotorik entwickelt sich. So fängt es an, die Hände vors Gesicht zu halten und an seinem Daumen zu nuckeln.

In der 16. Woche misst Ihr Baby etwa 11,6 cm vom Scheitel bis zum Po.

0 cm · 10 cm · 20 cm

Mein Körper

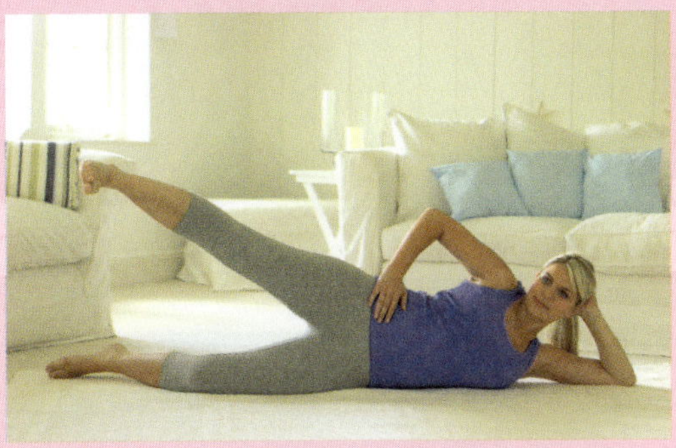

Hungerattacken

Wahrscheinlich haben Sie jetzt einen gesunden Appetit. Um nachts nicht hungrig aufzuwachen, essen Sie abends am besten Speisen, in denen die Aminosäure Tryptophan enthalten ist. Sie fördert die Produktion des Botenstoffs Serotonin, der wiederum den Schlaf unterstützt. Gute Quellen dafür sind Eier, Milchprodukte, Thunfisch und Pute.

Fühlen Sie sich sexy?

Nach der Flaute der ersten Wochen werden Sie jetzt einen Anstieg der Libido erleben. Der hohe Progesteron- und Östrogenspiegel, der die Empfindsamkeit steigert, die stärkere Durchblutung im Beckenbereich sowie überaktive Schleimhäute, die für Feuchtigkeit sorgen, machen Lust auf Sex!

Starke Beine

Kräftige Beinmuskeln haben in der Schwangerschaft viele Vorzüge. Sie machen das Gehen und Treppensteigen leichter, wenn der Bauch immer größer wird. Und sie helfen Ihnen, später eine aufrechte Gebärhaltungen – etwa in der Hocke – einzunehmen. Zur Kräftigung der Beinmuskulatur legen Sie sich mit aufgestützem Kopf auf die Seite, das unten liegende Bein ist leicht gebeugt, und heben Sie das obere Bein etwas an. Ein paar Sekunden halten, dann zur anderen Seite wechseln.

Mein Baby

Auf Empfang

In der 16. Woche ist das Innenohr des Babys fertig ausgebildet und es hört im Uterus Ihren Herzschlag und Ihre Verdauung. Studien deuten darauf hin, dass es auch schon äußere Geräusche wahrnimmt und vielleicht sogar bald auf vertraute Laute – etwa Ihre Stimme – reagiert.

Grimassen

Sobald die Muskelspannung im Gesicht stärker wird, fängt das Baby an, unbewusst Grimassen zu ziehen und häufig zu gähnen.

MEINE GEWICHTSTABELLE:

Datum ....

Gewicht ....

Umfang ....

30 cm 40 cm 50 cm

Wie *geht es Ihnen?*

Viele Schwangere fühlen sich im zweiten Trimester energiegeladen und vital. Doch nicht allen Frauen geht es so. Bei manchen sind die positiveren Aspekte der Schwangerschaft von unwillkommenen Symptomen begleitet.

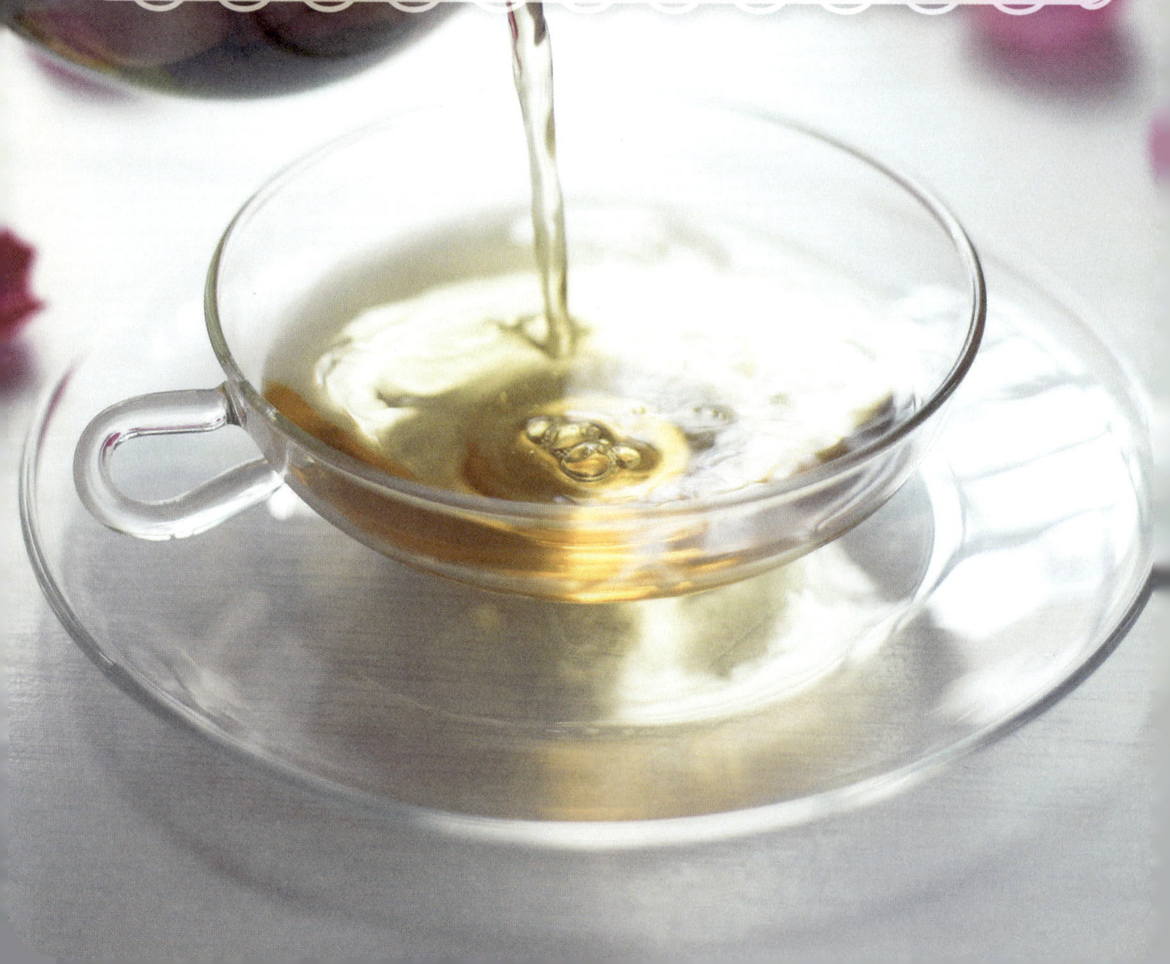

Gute Nachrichten

Die verstärkte Aktivität der Hormone während der Schwangerschaft kann sich positiv auf Ihr Aussehen auswirken. Durch die Erhöhung der Blutmenge erweitern sich die Blutgefäße. Das bringt die Haut zum Schimmern und macht die Nägel kräftig und glänzend. Durch die zusätzliche Feuchtigkeit wirkt die Haut außerdem glatter und ebenmäßiger als sonst.

Auch Ihre Haare können jetzt viel üppiger und gesünder aussehen. In der Schwangerschaft verbleiben sie nämlich in der Wachstumsphase, sodass kaum welche ausfallen.

Vielleicht freuen Sie sich auch über Ihre neuen Kurven. Vor allem Frauen mit wenig Busen genießen es oft, sich den BH ein oder zwei Nummern größer kaufen zu können.

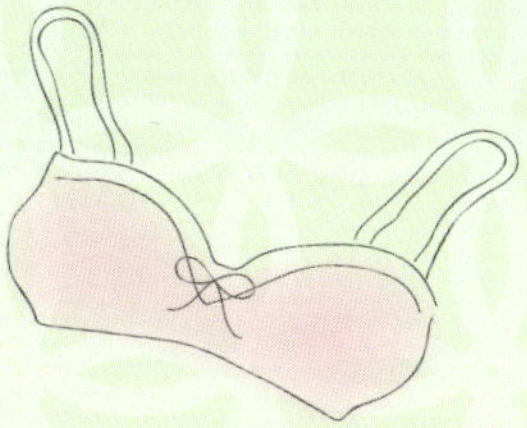

Die Kehrseite

Leider ist das nicht bei allen Frauen so – manche schlagen sich auch mit ein paar weniger schönen Nebenwirkungen herum. Durch den erhöhten Progesteron- und Östrogenspiegel können die Nasenschleimhäute anschwellen und übermäßig Schleim produzieren, sodass die Nase permanent verstopft ist. Die gewebeerweichende Wirkung des Progesterons kann in Kombination mit der erhöhten Blutmenge zu Zahnfleischschwellungen und -blutungen führen, deshalb ist Zahnhygiene jetzt ganz besonders wichtig.

Manchen Schwangeren bleibt auch die strahlend schöne Haut verwehrt. Stattdessen sorgen übereifrige Talgdrüsen für Pickel und fettiges Haar. Obendrein sammelt sich während der Schwangerschaft verstärkt das Pigment Melanin in der Haut, sodass Sommersprossen und Muttermale häufig dunkler werden und sogar ein ungleichmäßiger Hautton entstehen kann.

Da sich die glatte Muskulatur entspannt, um den Körper auf die Geburt vorzubereiten, kann sich die Verdauung verlangsamen und Sie leiden vielleicht an Verstopfung. Zugleich macht der erhöhte Relaxinspiegel, der die Bänder für die Entbindung lockert, Sie jetzt anfälliger für Rückenschmerzen und überdehnte Gelenke.

HILFE BEI *kleineren Beschwerden*

- *Bei ständig verstopfter Nase* sollten Sie auf ausreichende Flüssigkeitszufuhr achten und den Kopf nachts etwas erhöht lagern.
- *Gegen Verstopfung* hilft es, viel zu trinken und auf ballaststoffreiche Ernährung zu achten, die das Verdauungssystem in Schwung bringt.
- *Zahnfleischprobleme* wie Schwellung oder Blutung bekämpft man mit einer entzündungshemmenden Gurgellösung aus Salzwasser. Benutzen Sie eine weichere Zahnbürste und regelmäßig Zahnseide.
- *Das Gesicht* sollten Sie abends reinigen und mit milder Feuchtigkeitscreme pflegen.

Woche 17

17. WOCHE

Ihr Baby ist schon ziemlich lebhaft. Es ändert häufig seine Position, streckt sich und schlägt Purzelbäume! So kräftigt es nicht nur seine Muskeln, sondern tut auch etwas für seine geistige Entwicklung, denn durch seine Aktivitäten bilden sich neue Verbindungen im Gehirn.

Gefühle, Gedanken und Wünsche

In der 17. Woche misst Ihr Baby etwa 13 cm vom Scheitel bis zum Po.

0 cm 10 cm 20 cm

Mein Körper

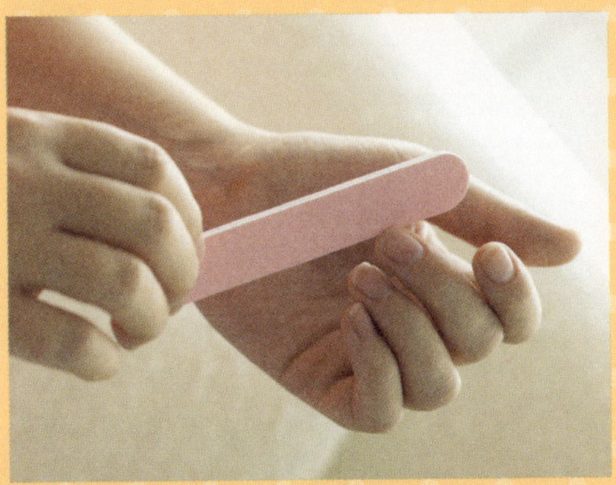

Schöne Nägel

Aufgrund hormoneller Veränderungen sind die Fingernägel mancher schwangeren Frauen kräftiger als jemals zuvor. Sie sehen auch ohne Nagellack gut aus und es genügt, sie zu feilen. Verwenden Sie keinen Nagellack, der Dibutylphthalat (DBP) enthält. Achten Sie auf eine gute Belüftung des Nagelstudios, wenn Sie zur Maniküre gehen.

Sichtbar schwanger

Da Ihr Uterus – er ist jetzt so groß wie eine Honigmelone – über den Bauchnabel nach oben wächst, wird Ihr Bäuchlein nun deutlich sichtbar. Die Leute werden anfangen, auf Ihren Bauch zu schauen, während sie mit Ihnen reden, was am Anfang sicher etwas befremdlich für Sie ist.

Gewichtszunahme

Im zweiten Trimester nehmen Sie etwa 5,5–9 kg zu. Das ist rund doppelt so viel wie im ersten Schwangerschaftsdrittel.

Mein Baby

Herz an Herz

Wahrscheinlich haben Sie bisher die Bewegungen Ihres Babys noch nicht gespürt. Doch bei der Vorsorgeuntersuchung, die in diesem Zeitraum stattfindet, werden Sie zum ersten Mal den Herzschlag Ihres Babys hören können – ein aufregendes und äußerst emotionales Erlebnis. Sein Herz schlägt sehr schnell, beinahe doppelt so schnell wie Ihres, doch Ihr Arzt oder Ihre Hebamme werden Ihnen versichern, dass dies absolut normal ist.

Atemübungen

Die Lunge des Babys entwickelt sich weiter. Es übt eifrig Atembewegungen, um die Lungenflügel in ihrem Wachstum zu unterstützen. Wenn das Baby einatmet, bewegt sich das Zwerchfell nach unten und die Brustwand nach innen.

MEINE GEWICHTSTABELLE:

Datum ....

Gewicht ....

Umfang ....

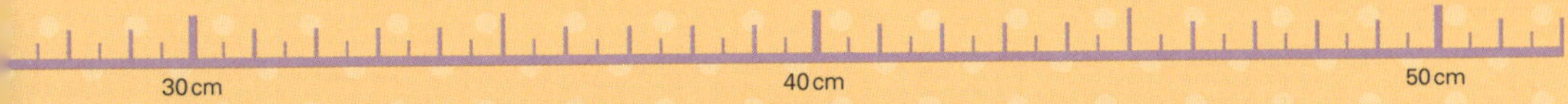

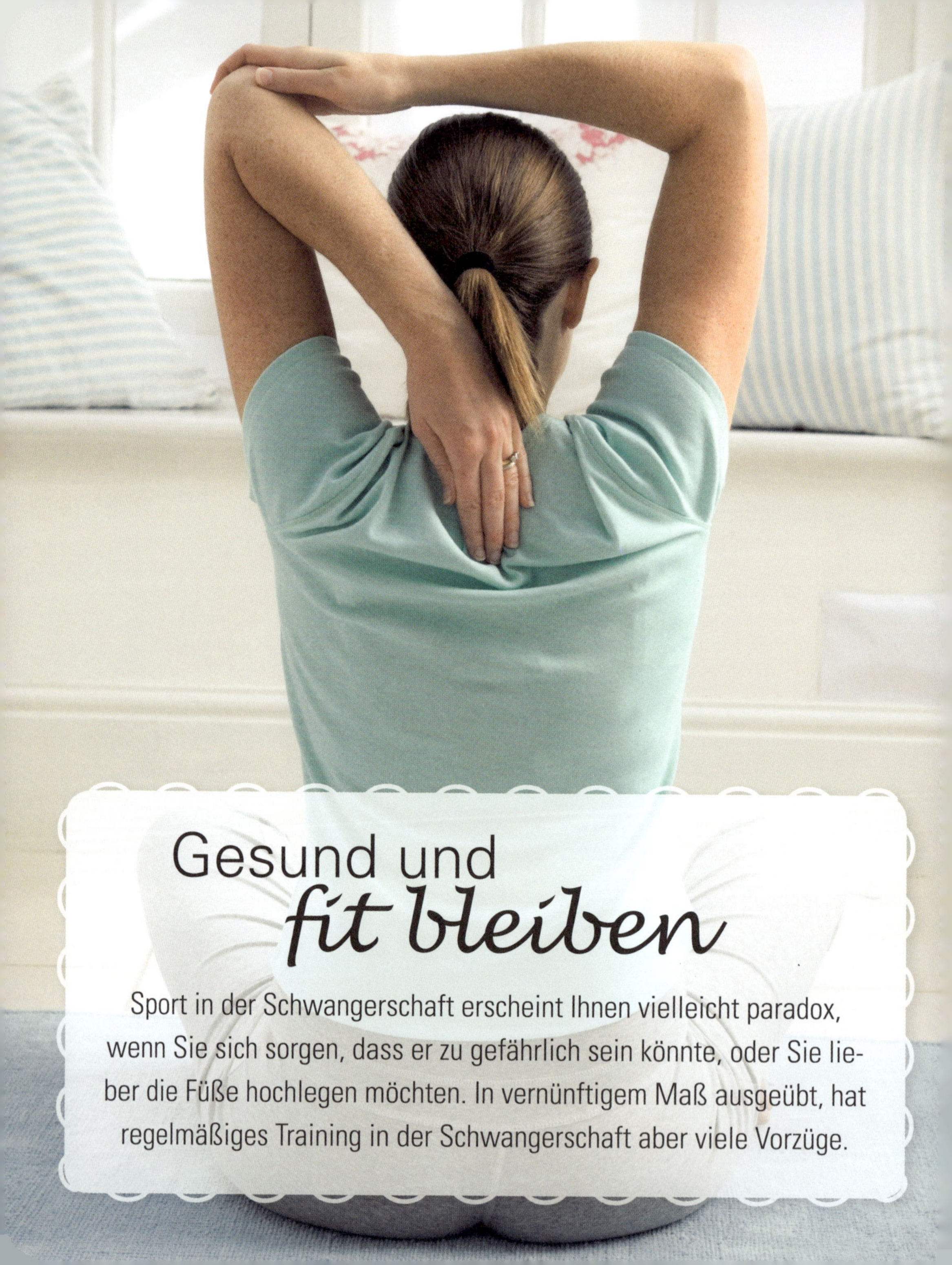

Gesund und *fit bleiben*

Sport in der Schwangerschaft erscheint Ihnen vielleicht paradox, wenn Sie sich sorgen, dass er zu gefährlich sein könnte, oder Sie lieber die Füße hochlegen möchten. In vernünftigem Maß ausgeübt, hat regelmäßiges Training in der Schwangerschaft aber viele Vorzüge.

Welche Vorteile hat Sport für mich?

Leichtes, aber regelmäßiges Training erhält die Muskelspannung. Auf diese Weise wird Ihr Körper weniger unter der veränderten Haltung leiden, wenn der Bauch sich rundet. Auch viele weitere kleine Beschwerden wie Rückenschmerzen, Beinkrämpfe oder Verstopfung lassen sich dadurch vermeiden oder zumindest abschwächen.

Sport erhöht die Ausdauer und stärkt Gefäße und Kreislauf. So kann Ihr Körper Schwankungen im Energiehaushalt vermeiden und die Anforderungen während der Schwangerschaft und der Entbindung leichter erfüllen. Dadurch kann sich sogar die Geburt verkürzen: Je aktiver Sie in der Eröffnungsphase bleiben können, desto schneller tritt der Kopf des Babys ins Becken ein.

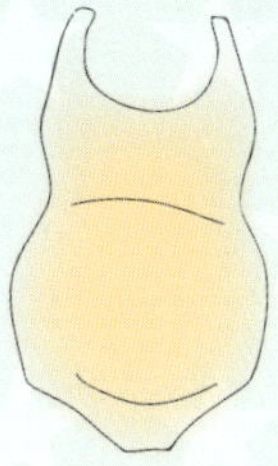

Auch nach der Entbindung hat körperliche Fitness viele Vorteile. Sie verkürzt zum Beispiel die Rekonvaleszenzphase – das gibt Ihnen mehr Kraft für die ersten anstrengenden Wochen mit dem Neugeborenen, wenn Sie ständig in Bereitschaft sein müssen und wenig Schlaf bekommen.

Gut für die Seele

Sport baut nicht nur den Körper auf, sondern auch den Geist. Regelmäßige Übungseinheiten helfen Ihnen zu entspannen und steigern die Produktion des Botenstoffes Serotonin, der Ihre Stimmung verbessert, den Schlaf fördert und Stress oder Niedergeschlagenheit reduziert. Außerdem werden beim Sport Endorphine freigesetzt, die ein natürliches Hochgefühl auslösen können.

Sicherheit

In vernünftigem Maß betrieben ist Sport sicher und tut Ihnen ebenso wie Ihrem Baby gut. Trinken Sie ausreichend, legen Sie eine Aufwärm- und Abkühlungsphase ein, trainieren Sie nicht zu intensiv und nicht bei großer Hitze. Achten Sie während der Übungen auf Warnsignale Ihres Körpers, etwa Schwindel oder Atemlosigkeit. Sie sollten sich während des Trainings noch gut unterhalten können. Hören Sie auf, wenn es schmerzhaft wird oder wenn Sie das Gefühl haben, sich einen Muskel gezerrt zu haben.

WICHTIGE *Hinweise*

- *Als Untrainierte* beginnen Sie mit leichten Übungen, die Sie langsam steigern.
- *Als trainierte* Sportlerin sollten Sie Ihr gewohntes Pensum jetzt etwas reduzieren.
- *Sanftes Training* wie Walking oder Schwimmen ist für Schwangere ideal.
- *Als versierte Joggerin* dürfen Sie bei einer komplikationslosen Schwangerschaft weiterhin laufen, aber nicht bei Hitze und vielleicht auch weniger schnell und weniger weit.
- *Yoga ist* für Schwangere eine tolle Möglichkeit sich zu entspannen, fit zu halten und gezielt Atemtechniken zu üben.

Woche 18

18. WOCHE

Ihr Baby ist nun größer als die Plazenta und wächst beständig weiter. Kurz vor der Geburt wird es sogar sechs- bis siebenmal schwerer sein als die Plazenta, aber diese wird es trotzdem weiterhin ernähren und vor Infektionen schützen können.

Gefühle, Gedanken und Wünsche

....

....

....

....

Mein Körper

Sodbrennen

Die Schwangerschaftshormone bewirken, dass der Schließmuskel am Mageneingang weicher wird, sodass Magensäure in die Speiseröhre zurückfließen kann. Das brennende Gefühl, das dabei entsteht, bezeichnet man als Sodbrennen. Tritt es bei Ihnen regelmäßig auf, sollten Sie zukünftig kleinere Portionen essen, auf scharf gewürzte oder fette Speisen verzichten und sich nach einer Mahlzeit aufrecht hinsetzen oder bewegen, um den Verdauungsprozess zu unterstützen. Pfefferminz-, Kamillen- oder Ingwertee, aber auch ein Glas Milch wirkt beruhigend und lindert die Beschwerden.

MEINE GEWICHTSTABELLE:

Datum ....

Gewicht ....

Umfang ....

Strecken und dehnen

Kollagen- und Elastinfasern machen die Haut unglaublich elastisch, aber gleichzeitig so fest, dass

In der 18. Woche misst Ihr Baby etwa 14,2 cm vom Scheitel bis zum Po.

0 cm 10 cm 20 cm

sie sich immer stärker dehnen kann, um sich an Ihr Baby anzupassen. Der Juckreiz, der dabei auftreten kann, lässt sich mit Feuchtigkeitslotion lindern.

Auf großem Fuß

Das Hormon Relaxin macht nicht nur flexibler, es kann auch Ihre Füße um eine Größe wachsen lassen!

Mein Baby

Verbindungen knüpfen

Jetzt entsteht Myelin, eine isolierende Schutzhülle um die Nerven des Babys. So können Nervenimpulse im Körper schneller übertragen werden.

Jungen und Mädchen

Die inneren und äußeren Geschlechtsorgane entwickeln sich. Bei Mädchen beginnen sich in den Eierstöcken bereits Eier zu bilden.

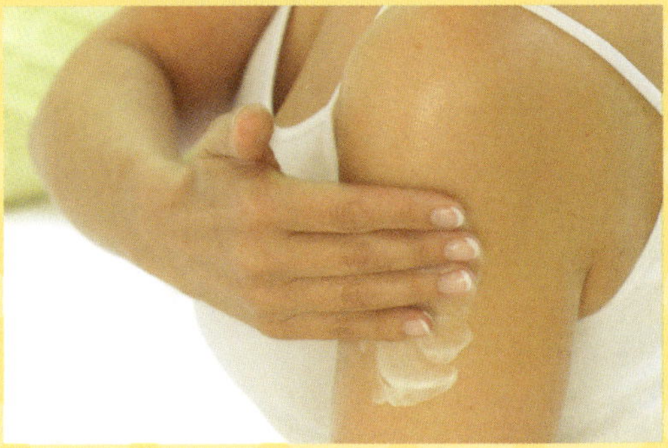

30 cm 40 cm 50 cm

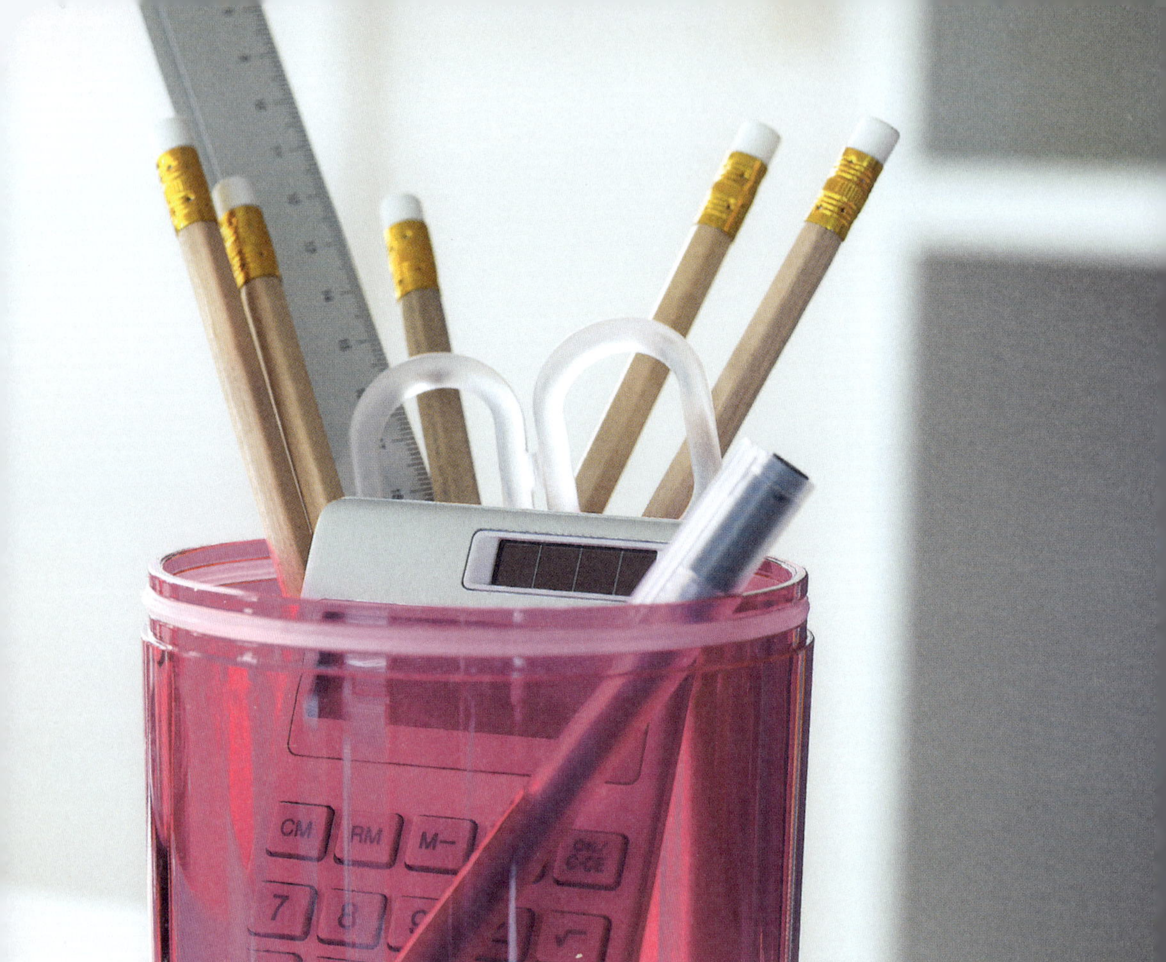

Schwanger *im Beruf*

Wahrscheinlich wird es nun immer offensichtlicher, dass Sie schwanger sind. Falls Sie es Ihren Arbeitskollegen bisher noch nicht persönlich gesagt haben: Ihr Bauch spricht Bände. Spätestens jetzt sollten Sie es offiziell verkünden.

Die Kollegen informieren

Es ist zwar nicht gesetzlich vorgeschrieben, dass Sie Ihrem Arbeitgeber die Schwangerschaft mitteilen, doch Sie sollten ihn auf jeden Fall vor den Kollegen informieren, vor allem falls bereits Gerüchte die Runde machen.

Es macht einen wesentlich besseren Eindruck, wenn Sie es dem Chef selbst mitteilen, bevor andere es tun, und er weiß es sicher zu schätzen, frühzeitig über Ihre Pläne informiert zu werden. Sobald Sie Ihre Schwangerschaft bekannt gegeben haben, können Sie mit ihm besprechen, wann und wie oft er Sie in den kommenden Monaten für Vorsorgeuntersuchungen freistellen muss, denn dazu ist er gesetzlich verpflichtet.

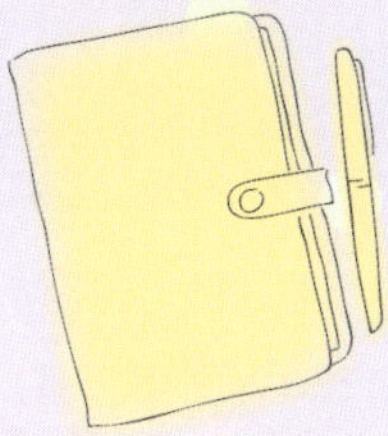

Sie sind bestimmt erleichtert, wenn die Schwangerschaft endlich kein Geheimnis mehr ist und Sie mit den Kollegen darüber sprechen können. Vor allem diejenigen, die selbst Kinder haben, erweisen sich jetzt oft als wertvolle Ratgeber.

Ihr Arbeitsplatz

Wenn Sie im Büro arbeiten, brauchen Sie Ihren Arbeitstag kaum zu verändern, abgesehen vielleicht von regelmäßigen Pausen, damit Sie nicht so lange am Stück sitzen müssen. Am besten verlassen Sie das Büro in der Mittagspause und machen einen kleinen Spaziergang. Klimaanlage und Heizung entziehen dem Körper Feuchtigkeit, deshalb sollten Sie stets ein Glas Wasser griffbereit haben.

Falls Sie bei der Arbeit viel stehen müssen, sprechen Sie Ihren Arbeitgeber darauf an, dass Sie ab dem fünften Monat nicht mehr länger als vier Stunden ohne Pause stehen dürfen. Eventuell kann er Ihnen andere Aufgaben übertragen oder Ihren Arbeitsplatz entsprechend anpassen, sodass Sie sich etwa als Friseurin beim Haareschneiden künftig auf einen Drehstuhl setzen können. Auch das Heben und Tragen von übermäßig schweren Lasten ist für Sie nun verboten. Gehen Sie in Ihrem Beruf mit Chemikalien um, muss der Arbeitsplatz entsprechend gut belüftet werden.

DIE RICHTIGE *Kleidung*

- *Kaufen Sie sich* nicht Ihre gesamte Umstandsgarderobe auf einmal. Am Anfang genügen ein paar Basics, die Sie im Lauf der kommenden Monate ergänzen und aufstocken. So lassen sich alte und neue Ober- und Unterteile immer wieder zu neuen Kombinationen zusammenstellen und Sie können nachträglich noch kaufen, was Ihnen fehlt.

- *Wählen Sie* bevorzugt Umstandskleidung, die sich durch Kombinieren mit anderen Stücken an die Jahreszeiten anpassen lässt.

- *Sparen Sie*, indem Sie zum Beispiel etwas mehr für ein Kleidungsstück ausgeben, das dafür zu mehreren günstigen Ober- und Unterteilen passt.

Woche 19

Gefühle, Gedanken und Wünsche

19. WOCHE

Allmählich wird die Haut des Babys mit etwas Fett unterpolstert. Außerdem entwickeln sich kleine Details wie zum Beispiel die Hautrillen (Papillarlinien) auf den Fingerkuppen, durch die jeder Mensch seinen charakteristischen Fingerabdruck bekommt.

In der 19. Woche misst Ihr Baby etwa 15,3 cm vom Scheitel bis zum Po.

0 cm 10 cm 20 cm

Mein Körper

Verschwommene Sicht

Gelegentlich beeinträchtigen Wassereinlagerungen in der Schwangerschaft das Sehvermögen, da die Flüssigkeit auf den Augapfel drückt. Das klingt zwar beunruhigend, sollte sich jedoch nach der Geburt wieder zurückbilden. Verzichten Sie auf Kontaktlinsen und informieren Sie den Arzt, wenn Sehstörungen auftreten.

Gesunde Fette

Gesättigte Fettsäuren in Butter und Fertiggerichten sollten Sie meiden, doch ungesättigte Fettsäuren helfen dem Baby bei seiner Entwicklung und sind wichtige Bestandteile einer gesunden Ernährung. Gute Quellen dafür sind Oliven- oder Rapsöl, Nüsse und Avocados.

Wassergymnastik

Ob Sie entspannt ein paar Runden schwimmen oder einen Kurs für Wassergymnastik besuchen: Wasser ist für Schwangere die ideale Umgebung. Es bietet leichten Widerstand, sodass der Trainingseffekt verstärkt wird. Gleichzeitig bewirkt der natürliche Auftrieb, dass Sie sich wunderbar entspannen können, während das Wasser Ihren Bauch trägt.

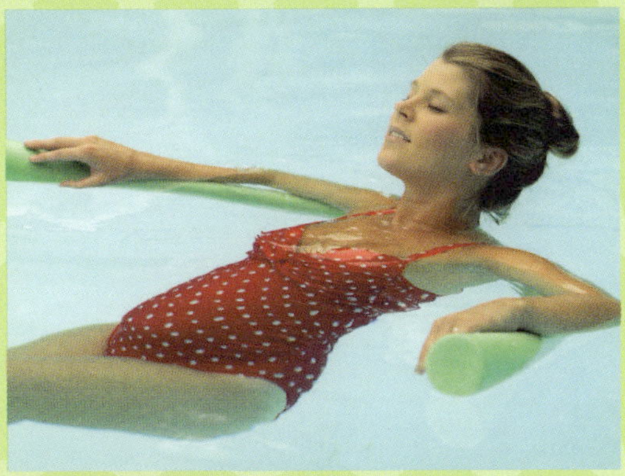

MEINE GEWICHTSTABELLE:

Datum ....

Gewicht ....

Umfang ....

Mein Baby

Schutz und Pflege

Etwa um diese Zeit bildet sich eine weiße, wachsartige Substand, die Vernix (Käseschmiere), die bis zum Ende der Schwangerschaft die Haut des Babys bedecken wird. Sie schützt sie vor dem Aufweichen und hält die Haut schön geschmeidig.

Verzeihung!

Ihr Baby kann jetzt schon Schluckauf bekommen, auch wenn Sie das wahrscheinlich noch nicht spüren. Genau wie Sie zuckt das Ungeborene bei jedem »Hicks« kurz zusammen.

30 cm 40 cm 50 cm

Vorsorge beim Arzt

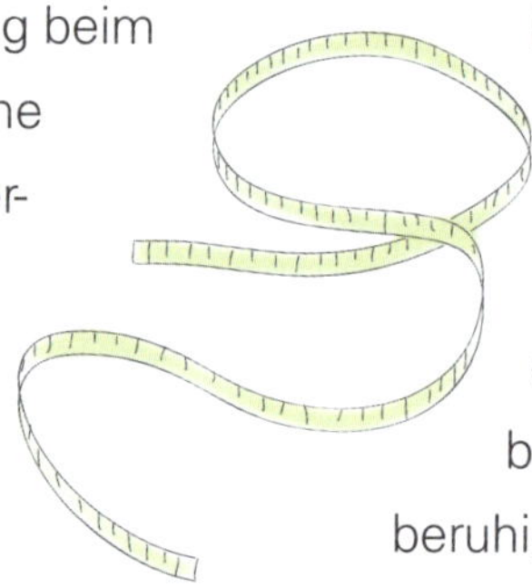

Verläuft die Schwangerschaft normal und unauffällig, findet alle vier Wochen eine Vorsorgeuntersuchung beim Arzt oder bei der Hebamme statt, ab der 32. Woche verkürzt sich der Abstand auf zwei Wochen. Bei den Untersuchungen wird geprüft, ob mit Ihnen und dem Baby alles in Ordnung ist. Die erste Untersuchung in diesem Trimester wird wahrscheinlich um die 16. Woche angesetzt. Dabei wird Ihr Urin untersucht und Ihr Blutdruck gemessen. Wahrscheinlich kontrollieren Arzt oder Hebamme die Herztöne des Babys. Vielleicht können Sie sie ebenfalls hören: Dies ist für jede werdende Mutter ein aufregendes, bewegendes, aber auch zutiefst beruhigendes Erlebnis.

Stellen Arzt oder Hebamme keinerlei Auffälligkeiten fest, findet Ihr nächster Vorsorgetermin in der 20. Schwangerschaftswoche statt.

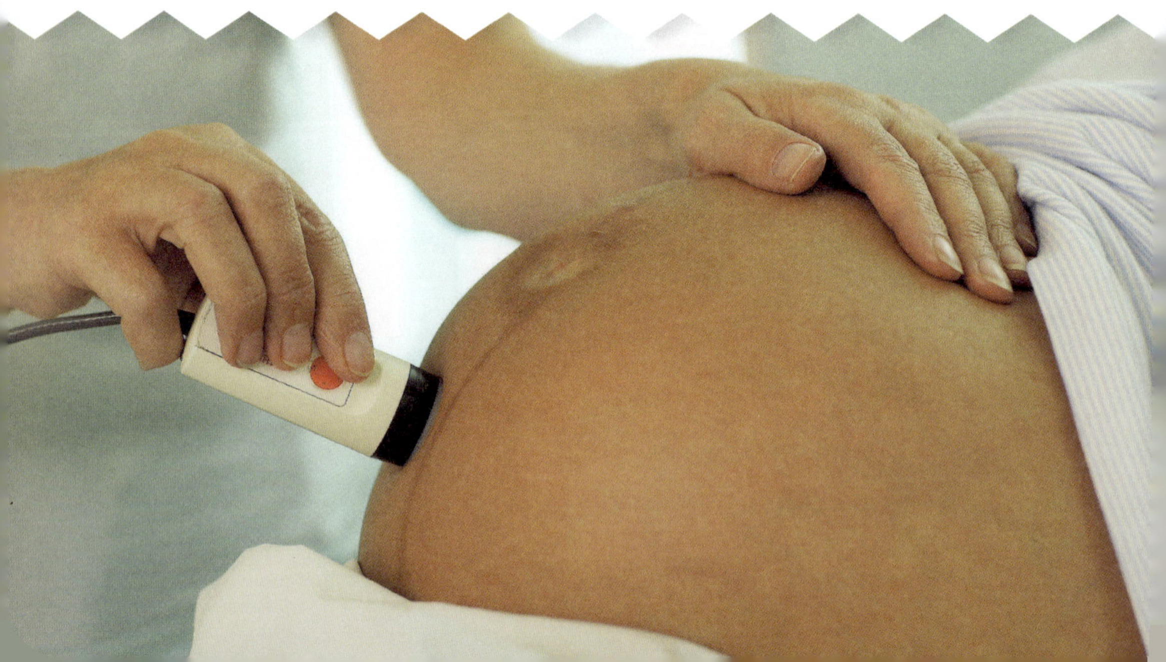

Ultraschall und Screeningtests

Vielleicht schlägt man Ihnen sogenannte Screeningtests vor, je nachdem, was bereits im ersten Trimester getestet wurde. Dabei wird Ihr Blut auf Hinweise für das Down-Syndrom beim Ungeborenen untersucht. Besteht ein Verdacht, werden Ihnen in diesem Trimester noch weitere Tests zur Bestätigung der Diagnose angeboten.

Bei dem Ultraschall-Scan um die 20. Woche prüft der Arzt die Organe und die Entwicklung des Babys. Eventuell ist jetzt auch das Geschlecht des Babys sichtbar. Sagen Sie es dem Arzt vor der Untersuchung, wenn Sie nicht wissen möchten, ob Ihr Kind ein Mädchen oder ein Junge wird.

So stehe ich zu den Tests ....

....

....

....

Will ich das Geschlecht meines Babys wissen? ....

....

....

....

....

....

....

Woche 20

20. WOCHE

Ihr Baby wiegt jetzt etwa 300 g, etwas mehr als eine große Banane. Die Fortpflanzungsorgane sind fertig ausgebildet. Der Kopf ist zwar noch ziemlich groß, aber die Gliedmaßen stimmen proportional schon besser mit dem Körper überein.

Gefühle, Gedanken und Wünsche

In der 20. Woche misst Ihr Baby etwa 16,4 cm vom Scheitel bis zum Po.

0 cm 10 cm 20 cm

Mein Körper

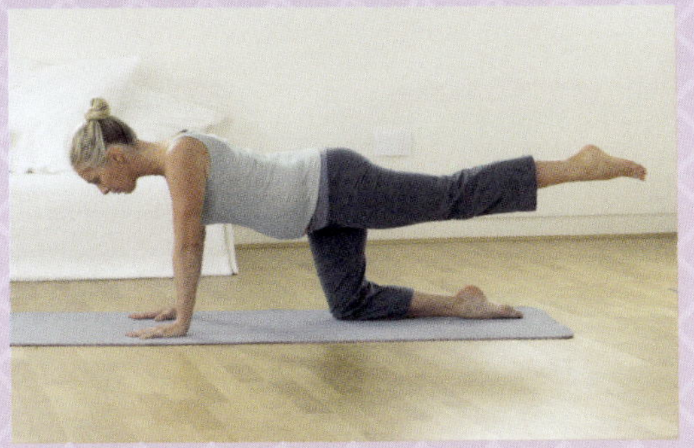

War das ein Tritt?

Spätestens jetzt werden Sie die Bewegungen Ihres Babys spüren, denn es braucht nun mehr Platz im Uterus. Manche Frauen beschreiben sie als ein Flattern oder Blubbern. In jedem Fall wird dies ein sehr ergreifender Moment für Sie sein.

Beugen und Strecken

In der Schwangerschaft beweglich zu bleiben, hat viele Vorzüge. Die Muskeln arbeiten effizienter und Ihre Haltung verbessert sich. Wärmen Sie sich vor jeder Art von Gymnastik gut auf und übertreiben Sie es nicht, denn das Relaxin sorgt dafür, dass Ihre Bänder und Gelenke jetzt sehr beweglich sind, sodass Sie sich leicht verletzen können. Besonders entspannend ist eine Kombination aus Dehn- und Atemübungen. Führen Sie keine Übungen mehr aus, bei denen Sie auf dem Rücken liegen müssen.

Auf den Rücken achten

Da Ihr Bauch wächst und sich Bänder und Gelenke lockern, werden Sie nun anfälliger für Rückenschmerzen. Eine gute Haltung und regelmäßige, leichte Gymnastik, aber auch warme Bäder, Massagen, Schwangerschaftsyoga oder Pilates für Schwangere lindern die Beschwerden. Achten Sie darauf, dass Sie Ihren Rücken im Sitzen immer gut abstützen.

Mein Baby

Neue Entwicklungen

Jetzt bilden sich Schweiß- und Talgdrüsen und die Haut des Babys wirkt aufgrund der Fetteinlagerungen nicht mehr so durchscheinend. Im Zahnfleisch sind Zahnknospen entstanden, aus denen Monate nach der Geburt die Milchzähne sprießen werden.

Saugen lernen

Das Baby nuckelt jetzt gern am Daumen. Dazu ist ein gewisser Grad an Koordination nötig, den es noch nicht besitzt. Daher landen auch andere Finger oder sogar die Zehen in seinem Mund.

MEINE GEWICHTSTABELLE:

Datum ....

Gewicht ....

Umfang ....

30 cm 40 cm 50 cm

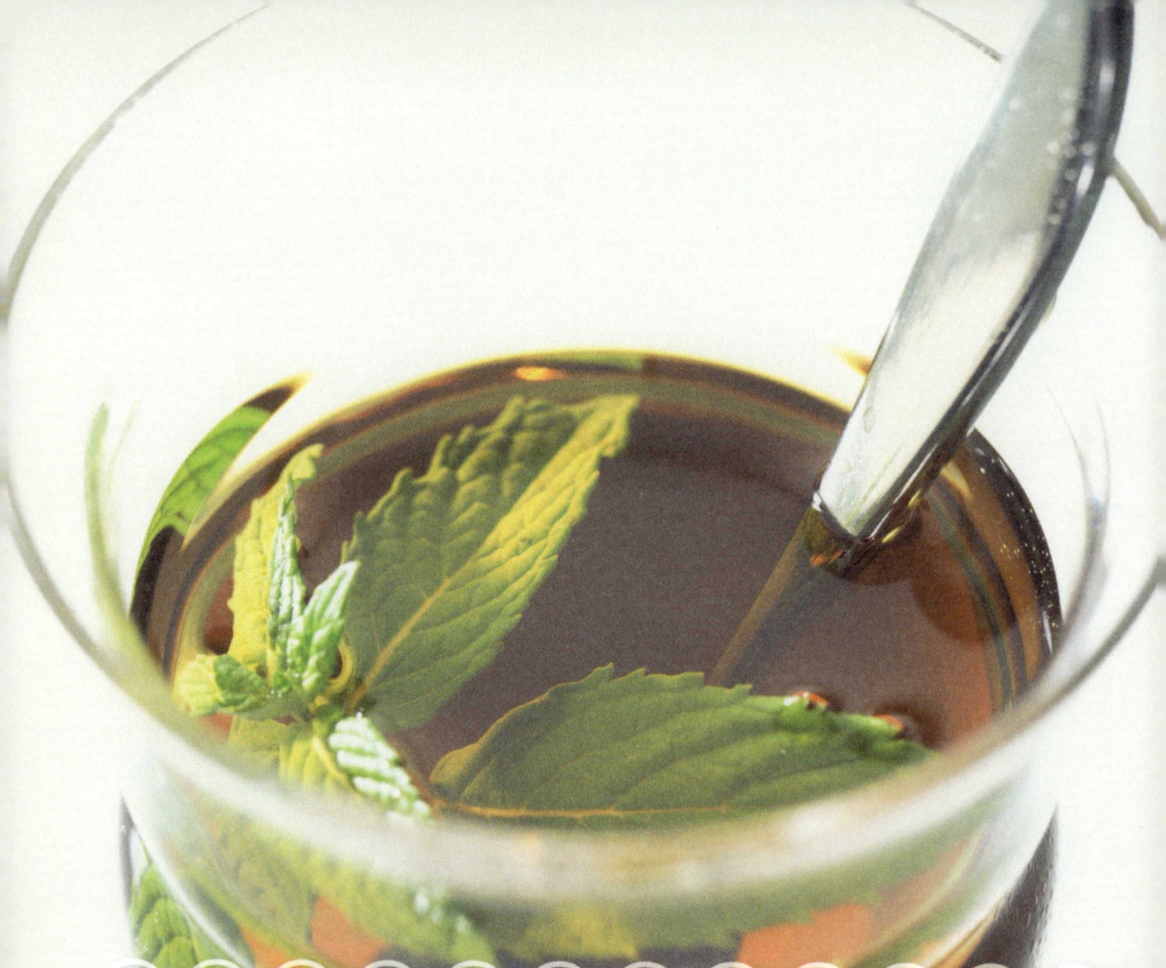

Stress *vermeiden*

Auch wenn in Ihrem Körper gerade Außergewöhnliches passiert, geht Ihr Leben so weiter wie bisher und Sie müssen den täglichen Stress im Berufs- und Privatleben bewältigen. Versuchen Sie, Wege zu finden, um den Stress zu minimieren und mit ihm umgehen zu können.

Stress im Alltag

Abgesehen von der Tatsache, dass sich Ihr Körper verändert und Sie die Schwangerschaft immer deutlicher spüren, verläuft Ihr Alltag wahrscheinlich genauso wie immer: Sie arbeiten Vollzeit, organisieren den Haushalt und haben noch viele andere Verpflichtungen, die Sie erfüllen. Obendrein sorgen die Schwangerschaftshormone nach wie vor dafür, dass Ihre Gefühle Achterbahn fahren.

Neben diesen alltäglichen Aufgaben und Problemen, die für den üblichen Stress sorgen, haben Sie jetzt möglicherweise noch eine weitere Sorge, die Sie beschäftigt: Sie denken darüber nach, wie Sie mit dem Neugeborenen zurechtkommen und wie sich Ihr Leben dadurch verändern wird. Sie fragen sich vielleicht, wie Sie schlaflose Nächte körperlich durchstehen, ob das Geld reicht, ob Sie eine gute Mutter sein werden und wie sich die Rundumversorgung eines Säuglings wohl auf Ihre Partnerschaft auswirkt.

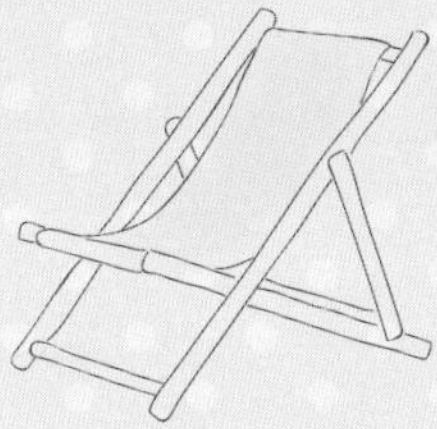

Die Dinge nüchtern betrachten

Zweifellos steht Ihnen eine große Lebensveränderung bevor, die zunächst einmal Angst machen kann, vor allem, wenn dies Ihr erstes Kind ist. Umso wichtiger ist es jetzt, dass Sie Ihre Sorgen ganz nüchtern betrachten und versuchen, möglichst gelassen zu bleiben. Man nimmt nämlich an, dass sich der Stress der Mutter auf das Ungeborene überträgt. Wie man herausfand, ist der Spiegel des Stresshormons Cortisol im Fruchtwasser genauso hoch wie der im Blut der Mutter, und das könnte die Entwicklung des Babys beeinträchtigen.

TIPPS ZUM *Stressabbau* …

- *Werden Sie sich der* Anzeichen von Stress bewusst. Wenn Sie sich aufregen, Ihnen heiß wird und Ihr Herz anfängt zu rasen, sollten Sie die genaue Ursache dafür herausfinden und versuchen, das Problem möglichst nüchtern und objektiv zu betrachten.
- *Sich auf die Atmung* zu konzentrieren hilft Stress abzubauen. Atmen Sie langsam ein und aus und hören Sie auf das Geräusch Ihres Atems.
- *Suchen Sie Entspannung* im Wasser. Genießen Sie es, schwerelos dahinzutreiben und den Stress von sich abfallen zu lassen.
- *Lenken Sie sich ab.* Beschäftigen Sie sich mit sinnvollen Dingen, um das Kopfkino abzustellen.
- *Sprechen Sie über Ihre Sorgen.* Oft bringt es schon Erleichterung, seine Ängste einer nahestehenden Person anzuvertrauen.

Woche 21

Gefühle, Gedanken und Wünsche

21. WOCHE

Das Baby ist jetzt so groß wie eine Mango. Die Beine sind schon länger als die Arme und auch seine Körperproportionen verändern sich, sodass es nun aussieht wie ein richtiges Baby. Seine Fingernägel wachsen, aber sie sind noch ganz weich, damit es sich nicht kratzen kann.

0 cm 10 cm 20 cm

Mein Körper

Harte Arbeit

Ihr Herzminutenvolumen – die Menge an Blut, die das Herz pro Minute durch den Körper pumpt – steigert sich um bis zu 50 Prozent. Ihr Herz arbeitet schwer, um Sie und das Baby gut zu versorgen.

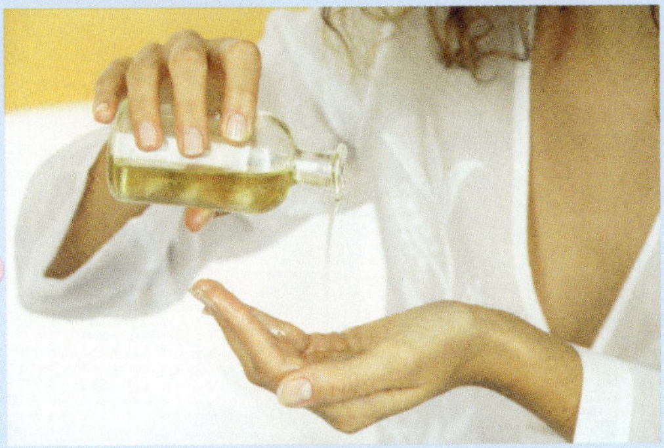

Tiefe Entspannung

Gönnen Sie sich zur Entspannung eine Schwangerschaftsmassage. Die sanften Berührungen lindern Schmerzen und fördern den Schlaf. Suchen Sie sich einen Therapeuten, der speziell für diese Form der Massage ausgebildet ist, denn er weiß, welche Bereiche nun ausgelassen werden müssen. Bei Komplikationen wie Bluthochdruck sprechen Sie mit Arzt oder Hebamme ab, ob eine Massage möglich ist.

Leichte Bewegung

Aktiv bleiben in der Schwangerschaft hält den Kreislauf in Schwung und macht Sie fit. Wenn Sie im Beruf den ganzen Tag am Schreibtisch sitzen, sollten Sie immer wieder einmal aufstehen: Kochen Sie Tee, gehen Sie zur Kollegin hin, anstatt ihr eine E-Mail zu schreiben, und verbringen Sie die Mittagspause an der frischen Luft. Dehnen Sie im Sitzen ab und zu die Beine, indem Sie bei durchgestreckten Knien die Fußspitzen in Richtung Schienbein ziehen.

Mein Baby

Neue Empfindungen

Das Nervensystem entwickelt sich und das Baby beginnt mit Hilfe seiner Sinne auf Reize zu reagieren. Einer der zuerst ausgebildeten Sinne ist das Gehör. Am Ende des ersten Trimesters sind auch die Geschmacksknospen vorhanden. Das Baby beginnt, Empfindungen wie Druck und Licht zu erkennen, weil seine Nerven verstärkt Signale an Rückenmark und Gehirn schicken.

Erste Abläufe

Sie werden merken, dass das Baby im Lauf der Zeit eine Art Tagesrhythmus entwickelt mit Phasen, in denen es schläft, und Zeiten, in denen es aktiv ist.

MEINE GEWICHTSTABELLE:

Datum ....

Gewicht ....

Umfang ....

In der 21. Woche misst Ihr Baby etwa 26,7 cm vom Scheitel bis zur Ferse.

30 cm 40 cm 50 cm

Pflege und *Schönheit*

Die Schwangerschaft kann Ihr Aussehen beeinflussen. Einige Veränderungen, etwa Dehnungsstreifen, sind weniger willkommen, andere, wie die schimmernde Haut und das glänzende Haar, dagegen mehr. Sie können viel dazu betragen, immer gepflegt auszusehen.

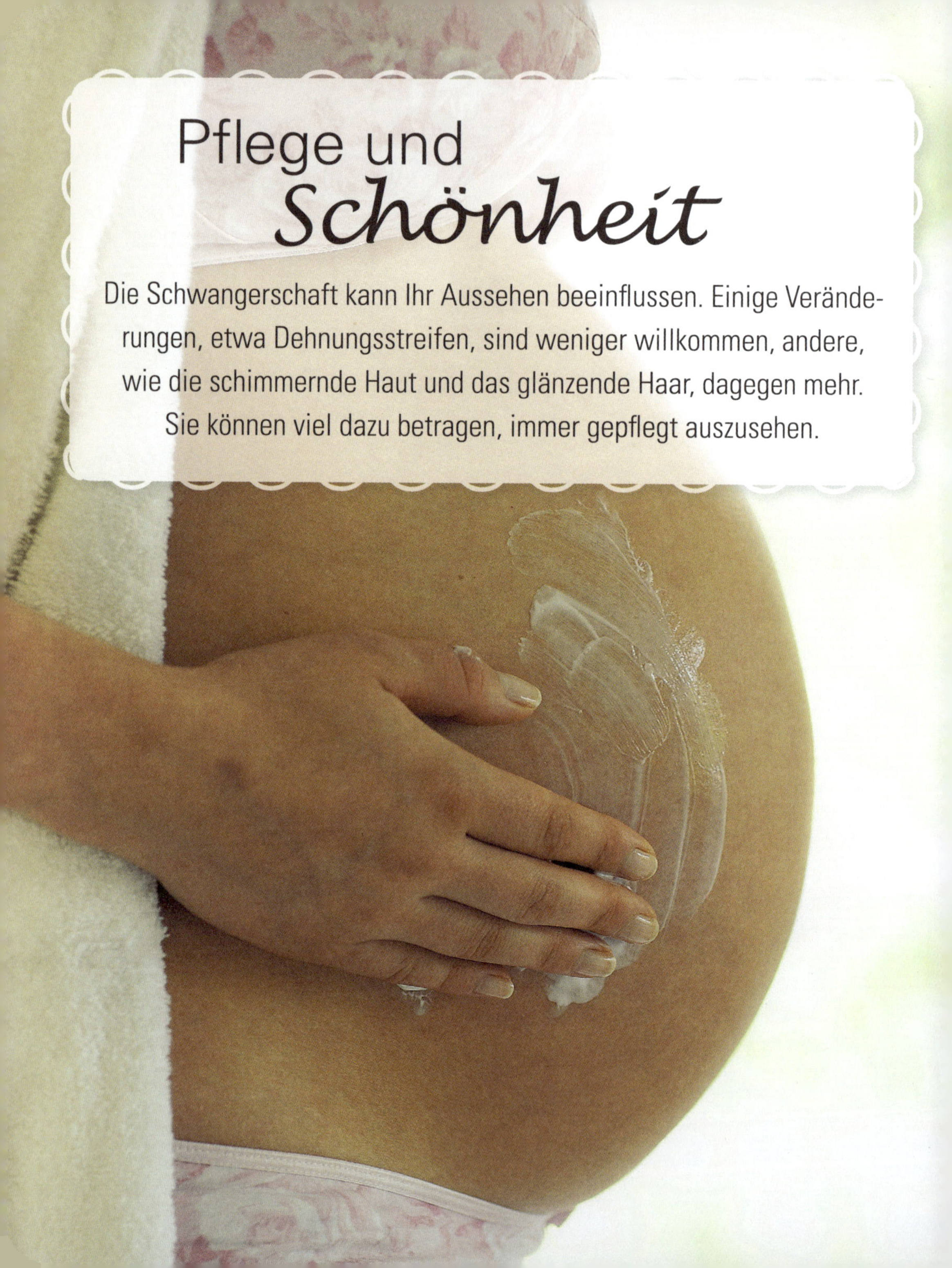

Veränderungen der Haut

Vielleicht gehören Sie zu den Glücklichen, deren Teint durch die verstärkte Durchblutung und die hormonellen Veränderungen so wunderschön leuchtet wie nie zuvor. Manche Frauen bekommen durch die Schwangerschaftshormone jedoch eine trockene oder Mischhaut, die zu Unreinheiten neigt. In diesem Fall muss die Pflege an den veränderten Hauttyp angepasst werden.

Die verstärkte Einlagerung des Pigments Melanin in der Haut (Chloasma oder »Schwangerschaftsmaske« genannt) kann zu dunklen Flecken auf der Haut führen, bei Frauen mit dunkler Haut zu hellen Flecken. Dies wird durch Sonnenlicht noch verstärkt. Verwenden Sie daher stets eine Sonnenschutzcreme mit hohem Lichtschutzfaktor.

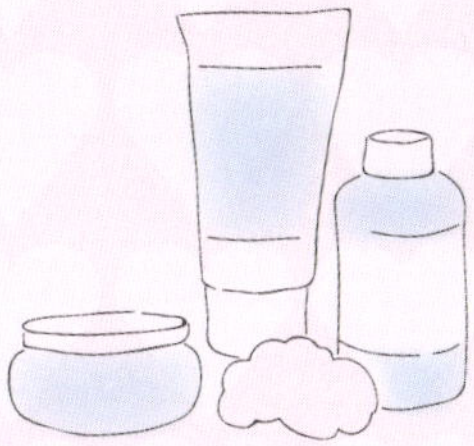

Was hilft gegen Dehnungsstreifen?

Fast alle Schwangeren bekommen Dehnungsstreifen und sind darüber unglücklich. Leider kann man den Streifen kaum vorbeugen – ihre Entstehung hängt von der genetischen Veranlagung und der Elastizität der Haut ab. Wenn Ihre Mutter keine Dehnungsstreifen hatte, werden Sie vermutlich auch keine bekommen.

Dehnungsstreifen verschwinden nie mehr ganz, sie verblassen lediglich zu silbernen Linien. Doch Sie können ihre Entstehung etwas eindämmen und dafür sorgen, dass sie nicht zu auffällig werden. Tägliche Feuchtigkeitspflege in Form von Lotionen, Körperbutter oder einfachem Olivenöl macht die Haut geschmeidig und lindert den Juckreiz, der oft zusammen mit den Dehnungsstreifen auftritt. Trinken Sie ausreichend, damit die Haut nicht austrocknet, und achten Sie darauf, nicht übermäßig viel zuzunehmen.

Gesunde Füße

Ein Fußbad kann besonders in der Schwangerschaft eine Wohltat sein. Kühles Wasser beruhigt geschwollene Füße. Folgende Maßnahmen helfen ebenfalls:

- Legen Sie die Beine beim Sitzen hoch und kreisen Sie mit den Füßen. Sie können sich auch auf den Boden legen und die Beine an die Wand lehnen. Oder Ihr Partner verwöhnt Sie mit einer entspannenden Fußmassage.

MODISCH *gekleidet*

- *Wenn Ihnen* Ihre normale Businesskleidung eng wird, sollten Sie Ihre Garderobe nun anpassen. Es gibt ein breites Angebot an attraktiver und moderner Umstandsmode zu vernünftigen Preisen.
- *Für die Arbeit* eignen sich einige neutrale, klassisch geschnittene Teile, die Sie gut mit anderen Kleidungsstücken kombinieren und mit Schals, Schmuck oder hübschen Pullovern aufpeppen können.

Woche 22

22. WOCHE

Die Fettdepots, die unter der Haut des Babys angelegt werden, sind noch ziemlich dünn. Daher zeichnen sich unter der Hautoberfläche nach wie vor die Blutgefäße und Kapillaren ab und verleihen dem Ungeborenen einen rötlichen Hautton.

Gefühle, Gedanken und Wünsche

....

....

....

....

Mein Körper

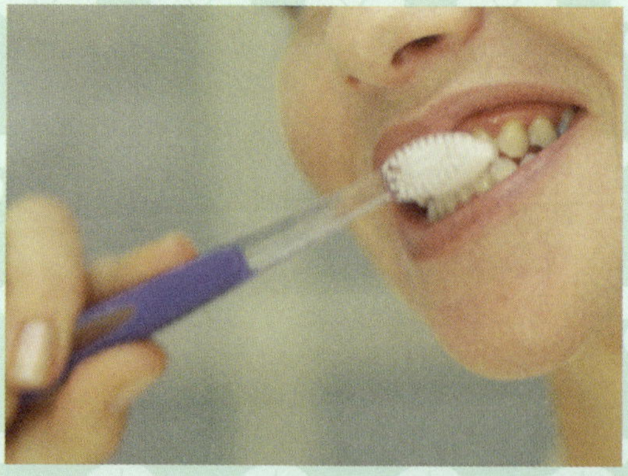

Unter Druck

Im Lauf des zweiten Trimesters fällt Ihr Blutdruck etwas ab. Die Werte, die bei der ersten Vorsorgeuntersuchung gemessen wurden, dienen bei allen weiteren Messungen als Maßstab.

Zahnfleischpflege

Die Gesundheit und Pflege Ihres Zahnfleisches braucht in der Schwangerschaft besondere Aufmerksamkeit. Das Hormon Progesteron, das das Gewebe lockert, bewirkt auch, dass das Zahnfleisch weicher wird. Damit ist es anfälliger für Blutungen und Infektionen. Achten Sie deshalb auf eine regelmäßige Zahnpflege – einschließlich Reinigung der Zwischenräume mit Zahnseide – und nehmen Sie alle Kontrolltermine beim Zahnarzt wahr.

0 cm 10 cm 20 cm

....

....

....

....

Mein Baby

Letzter Schliff

Nun bilden sich Augenbrauen und Wimpern, die das Gesicht des Babys individuell gestalten. In der Kopfhaut sind Haarfollikel vorhanden. Manche Babys werden mit üppigem Schopf geboren, andere fast kahl. Doch dies ist kein Hinweis auf das spätere Haarwachstum. Manchmal dauert es einfach etwas länger, bis die Haare sprießen.

MEINE GEWICHTSTABELLE:

Datum ....

Gewicht ....

Umfang ....

Blutzellenproduktion

Zu diesem Zeitpunkt der Schwangerschaft enthalten die Knochen des Babys bereits Knochenmark, in dem rote und weiße Blutkörperchen gebildet werden. In dieser rasanten Wachstums- und Entwicklungsphase stellt der Körper des Ungeborenen schneller Blutkörperchen her, als Ihr eigener Körper das vermag.

In der 22. Woche misst Ihr Baby etwa 27,8 cm vom Scheitel bis zur Ferse.

30 cm 40 cm 50 cm

Die Wahl des *Geburtspartners*

Ein aufmerksamer Geburtspartner kann bei der Entbindung eine große Hilfe sein. Beginnen Sie sich allmählich zu überlegen, wen Sie während der Wehen um sich haben möchten. Das kann Ihr Lebenspartner, aber auch ein Verwandter oder eine Freundin sein.

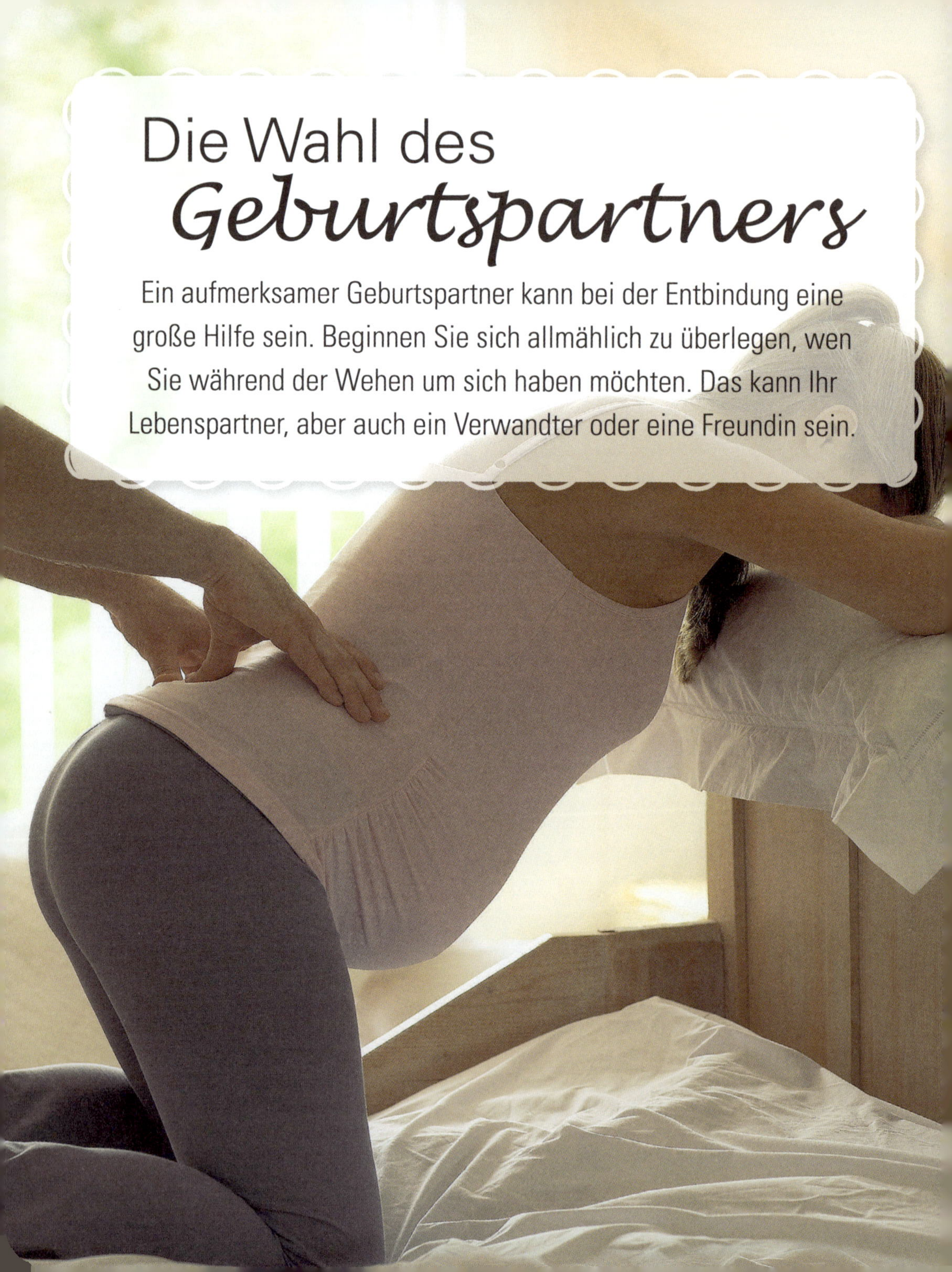

Wie hilft mir ein Geburtspartner?

Ihr Geburtspartner ist die Person, die Sie durch Wehen und Geburt begleiten wird, Ihnen hilft und dafür sorgt, dass Ihre Wünsche so gut wie möglich erfüllt werden. Er kümmert sich darum, dass Sie es bequem haben, und versorgt Sie mit Essen und Trinken.

Er oder sie kennt Ihren Geburtsplan genau und bietet Ihnen sowohl seelische Unterstützung und Aufmunterung als auch körperliche Hilfe an, etwa indem er Sie massiert oder in verschiedenen Geburtspositionen hält. Ein kontinuierlicher Beistand während der Geburt – sowohl seelisch als auch körperlich – hat konkret nachweisbare Vorteile für die gebärende Frau. Er hilft ihr, die Wehen besser zu ertragen, sodass sie weniger medizinische Eingriffe braucht.

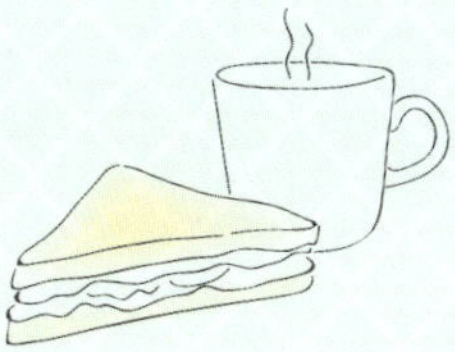

Ihr Geburtspartner kann für Sie sprechen, wenn Sie selbst durch die Wehen abgelenkt sind. Er oder sie muss darauf vorbereitet sein, mit dem medizinischen Personal zusammenzuarbeiten und Sie über den Fortgang der Geburt auf dem Laufenden zu halten.

Wen soll ich wählen?

Für die meisten Frauen ist ihr Lebenspartner und Vater des Kindes die erste Wahl. Vielleicht möchten Sie ebenfalls am liebsten Ihren Partner während der Wehen und der Geburt an Ihrer Seite haben, damit er Ihnen beisteht und Hilfe leistet. Es ist jedoch wichtig, dass Sie vor der Geburt offen miteinander sprechen und klären, ob er sich diese Rolle zutraut. Möglicherweise möchten Sie neben Ihrem Partner (oder an seiner Stelle) auch Ihre Mutter, Schwester oder eine gute Freundin bei der Geburt dabeihaben. Eine weitere Alternative wäre eine Doula, eine professionelle Geburtsbegleiterin.

In jedem Fall sollte der Geburtspartner eine zuverlässige und besonnene Person sein. Er muss Ruhe bewahren und wissen, dass seine Aufgabe darin besteht, Ihnen zu helfen, Sie aufzumuntern und dafür zu sorgen, dass Sie es so bequem wie möglich haben. Wenn Sie das Erlebnis der Geburt mit einem Partner teilen, werden Sie immer jemanden haben, mit dem Sie alle Höhen und Tiefen dieses Ereignisses noch einmal durchleben können.

DER GEBURTSPARTNER *kann* …

- *die Partnerin* an die erlernten Atemtechniken erinnern. Gemeinsam mit der Hebamme hilft er seiner Partnerin, sich während der Wehen auf die Atmung zu konzentrieren.
- *während der Wehen* die Partnerin massieren, wenn sie das möchte. Die Techniken dazu lernen Sie beide im Geburtsvorbereitungskurs. Meistens werden der untere Rücken, die Schultern oder die Füße massiert.
- *zu Beginn der Geburt* zusammen mit der Partnerin meditieren und ihr dabei helfen, sich zu entspannen.

Woche 23

Gefühle, Gedanken und Wünsche

23. WOCHE

Das Baby kann immer besser hören. Die Ohrmuscheln sind voll ausgebildet und sein Innenohr entwickelt sich immer weiter, sodass es schon verschiedene Tonfrequenzen unterscheiden kann. Sie werden merken, dass es anfängt, bei lauten Geräuschen zusammenzuzucken.

0 cm 10 cm 20 cm

Mein Körper

Kugelrund

Ihr Bauch wächst immer weiter und Sie staunen sicher, wie schnell sich Ihr Körper verändert. Der große Bauch bedeutet, dass Sie jetzt besonders auf Ihre Körperhaltung achten müssen. Da sich Ihr Schwerpunkt verlagert, fühlen Sie sich manchmal vielleicht etwas unsicher auf den Beinen.

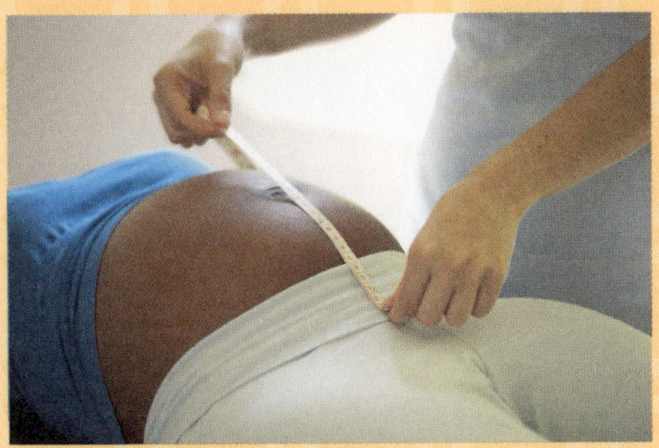

Schwindelig

In der Schwangerschaft sind Schwindelgefühle nichts Ungewöhnliches. Wegen der erhöhten Blutmenge kann das Blut in den Beinen versacken. Das macht sich im Kopf durch Schwindel bemerkbar, vor allem wenn Sie zu schnell aufstehen. Allerdings kann Schwindel auch das Symptom einer Anämie sein, die durch Eisenmangel entsteht. Informieren Sie daher bei Schwindelgefühlen den Arzt oder die Hebamme, damit diese einen Bluttest veranlassen.

Nah und wohlig

Mit Ihrem wachsenden Körperumfang müssen Sie vielleicht beim Sex mit verschiedenen Stellungen experimentieren. Die Missionarsstellung erweist sich jetzt häufig als etwas schwierig. Bevorzugen Sie stattdessen Positionen, in denen kein Druck auf Ihren Bauch ausgeübt wird.

MEINE GEWICHTSTABELLE:

Datum ....

Gewicht ....

Umfang ....

Mein Baby

Fester Griff

Das Baby lernt nun neue Reflexe, zum Beispiel den Greifreflex. Dieser bewirkt, dass es die Hand zur Faust schließt, wenn etwas seine Handinnenfläche berührt. Seine Koordination verbessert sich ebenfalls: Es kann den Daumen nun ganz gezielt in den Mund stecken.

Welche Hand?

Ihr Baby benutzt vielleicht jetzt schon bevorzugt eine bestimmte Hand. Dies kann ein frühes Anzeichen für Links- oder Rechtshändigkeit sein, was sich jedoch erst lange Zeit nach der Geburt bestätigen wird.

In der 23. Woche misst Ihr Baby etwa 28,9 cm vom Scheitel bis zur Ferse.

30 cm 40 cm 50 cm

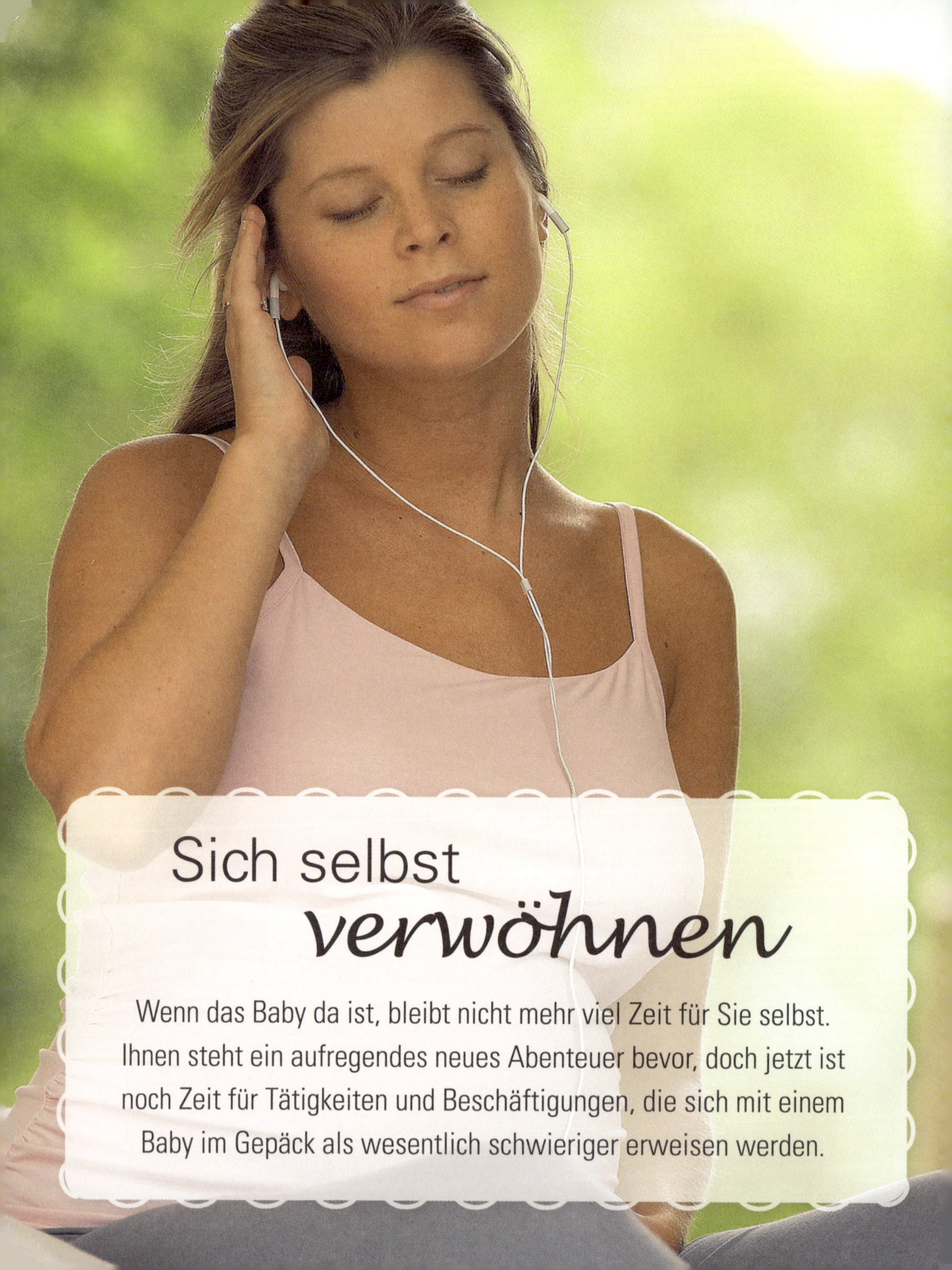

Sich selbst *verwöhnen*

Wenn das Baby da ist, bleibt nicht mehr viel Zeit für Sie selbst. Ihnen steht ein aufregendes neues Abenteuer bevor, doch jetzt ist noch Zeit für Tätigkeiten und Beschäftigungen, die sich mit einem Baby im Gepäck als wesentlich schwieriger erweisen werden.

Erwachsenenzeit

Das zweite Trimester, in dem Sie nicht mehr so erschöpft, aber auch noch nicht zu unbeweglich sind, eignet sich perfekt dafür, Ihren Lieblingsbeschäftigungen nachzugehen. Nutzen Sie diese Zeit!

Besuchen Sie Ausstellungen und Galerien. Gönnen Sie sich einen Spontanbesuch im Kino, erkunden Sie Museen und Kulturzentren.

Wenn das Wetter es erlaubt, packen Sie Decke, Picknick und ein Buch ein und verbringen Sie den Nachmittag in fesselnde Lektüre vertieft. Noch wartet zu Hause kein teurer Babysitter auf Ihre Rückkehr, also genießen Sie ausgiebige Besuche im Restaurant, im Konzert oder im Theater mit Ihrem Partner. Machen Sie Ausflüge aufs Land und wagen Sie sich auf

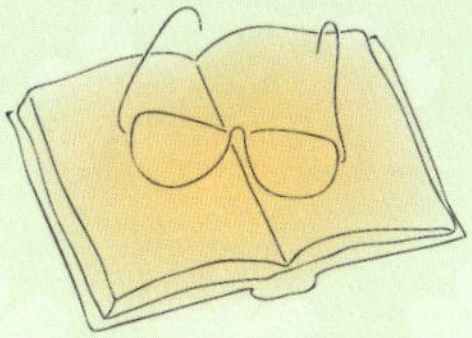

Wege, die mit einem Buggy nur schwer zu bewältigen sind. Oder unternehmen Sie einen Kurztrip an einen See oder die Küste und machen Sie einen Mondscheinspaziergang zu zweit am Strand.

Nur für Sie

Es spricht auch nichts dagegen, sich entspannende Therapien zu gönnen. Wenn die Muskeln schmerzen, lassen Sie sich im Spa massieren oder kaufen Sie sich ein paar Pflegeprodukte und verwandeln Sie Ihr Badezimmer in eine Wellnessoase.

Eine Schwangerschaftsmassage fördert die Durchblutung, lindert Schmerzen und entspannt. Sie liegen dabei entweder auf der Seite oder sogar auf dem Bauch, wenn eine spezielle Massageliege mit Aussparungen für den Bauch und die Brust vorhanden ist. Wenn Sie lieber sitzen möchten, können Sie eine Kopfmassage probieren. Dabei werden Kopf, Hals, Schultern und auch der obere Rücken massiert. Diese Form der Massage wirkt äußerst entspannend und soll Kopfschmerzen, Verstopfung und Schlaflosigkeit lindern.

Wohltuend sind auch Bäder mit Aromaölen. Sprechen Sie die Anwendung mit Ihrem Arzt ab. Wenige Tropfen im Badewasser genügen. Lavendel, Kamille und Bergamotte werden empfohlen. Vermeiden Sie Rosmarin und Muskatellersalbei.

DAS SOLLTEN SIE *vermeiden*

- *Tiefen- und Sportmassage* werden nicht empfohlen – sie sind jetzt zu intensiv.
- *Auf das Solarium* sollten Schwangere verzichten, da die ultraviolette Strahlung vermutlich Folsäure zerstört. Außerdem ist die Haut jetzt empfindlicher und verbrennt daher leichter.
- *Saunas,* Whirlpools oder Dampfbäder können die Körpertemperatur erhöhen. Das kann für das Baby gefährlich werden und Ihren Blutdruck senken.
- *Körperwickel (Bodywraps)* lassen die Körpertemperatur ebenfalls ansteigen und die Chemikalien können bis zum Baby vordringen.

Woche 24

24. WOCHE

Ab dieser Woche ist das Baby überlebensfähig, falls es schon geboren würde. Seine Augenlider sind ausgebildet, aber noch geschlossen. Das feine Lanugohaar hält die fettige Vernix oder »Käseschmiere« fest, die seine Haut vor dem Aufweichen schützt.

Gefühle, Gedanken und Wünsche

0 cm 10 cm 20 cm

Mein Körper

Blasendruck

Wenn die Gebärmutter so groß geworden ist, dass sie auf die Blase drückt, müssen Sie häufiger zur Toilette gehen. Vergessen Sie Ihre Beckenbodengymnastik nicht, damit Beckenmuskeln und Bänder kräftig bleiben und Sie nach der Geburt nicht inkontinent werden.

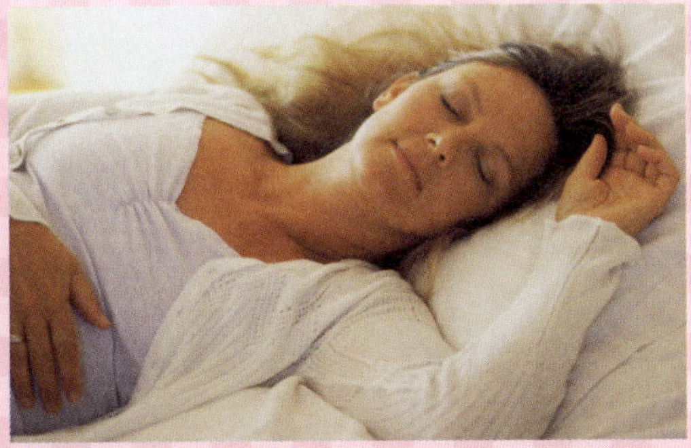

Nachtruhe

Eine friedliche Nacht kann schon vor der Ankunft des Babys zur Seltenheit werden. Häufig treten jetzt schmerzhafte Beinkrämpfe auf, die Sie aus dem Schlaf reißen. Beugen Sie den Fuß und massieren Sie sanft den betroffenen Bereich. Trinken Sie ausreichend, denn man vermutet, dass die Krämpfe auch durch Dehydrierung hervorgerufen werden können.

Schwitzen

Wegen der erhöhten Blutmenge und Ihres zusätzlichen Gewichts geraten Sie jetzt vielleicht schneller ins Schwitzen als sonst. Nehmen Sie ausreichend Flüssigkeit zu sich und duschen oder baden Sie regelmäßig, um frisch zu bleiben. Tragen Sie am besten leichte, lockere Kleidung aus Naturfasern wie Baumwolle, in denen die Haut atmen kann.

MEINE GEWICHTSTABELLE:

Datum ....

Gewicht ....

Umfang ....

Mein Baby

Muskeln und Tastsinn

Ihr Baby trainiert seine Muskeln durch Beugen und Strecken, um seine Gliedmaßen zu stärken. Auch sein Tastsinn entwickelt sich und es verbringt viel Zeit damit, sein Gesicht, die Nabelschnur und die Innenwände der Gebärmutter zu berühren.

Abhärtung

Die Haut des Babys wird widerstandsfähiger, denn nun entsteht eine schützende, härtere Zellschicht. Zusammen mit dem eingelagerten Fett bildet sie eine wasserdichte Barriere. Die dicksten Zellschichten finden sich an den Handinnenflächen und an den Fußssohlen.

In der 24. Woche misst Ihr Baby etwa 30 cm vom Scheitel bis zur Ferse.

30 cm 40 cm 50 cm

Die Wahl des Namens

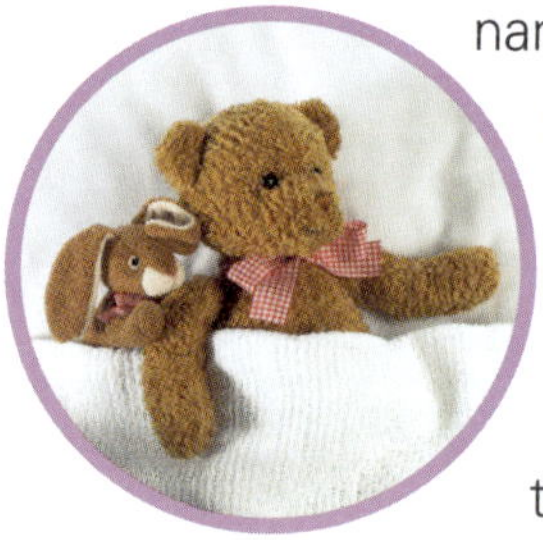

Die Suche nach einem Namen für das Kind macht Spaß, aber sie kostet Zeit und manchmal ist sie richtig schwierig. Vielleicht müssen Familientraditionen berücksichtigt werden oder Sie und Ihr Partner können sich nicht auf einen bestimmten Namen einigen. Dann sollte jeder von Ihnen seine Favoriten aufschreiben und Sie können die Vorschläge miteinander diskutieren. Außerdem gilt es zu beachten, ob der Rufname später abgekürzt werden soll und wie er mit dem Nachnamen oder weiteren Vornamen harmoniert. Vielleicht ist ein Kompromiss möglich, etwa den zweiten Namen nach der Familientradition und den ersten nach eigenem Geschmack zu wählen. Manche Eltern warten, bis das Kind geboren ist, um zu sehen, welcher Name zu ihm passt. Egal wie Sie es angehen: Haben Sie Spaß dabei!

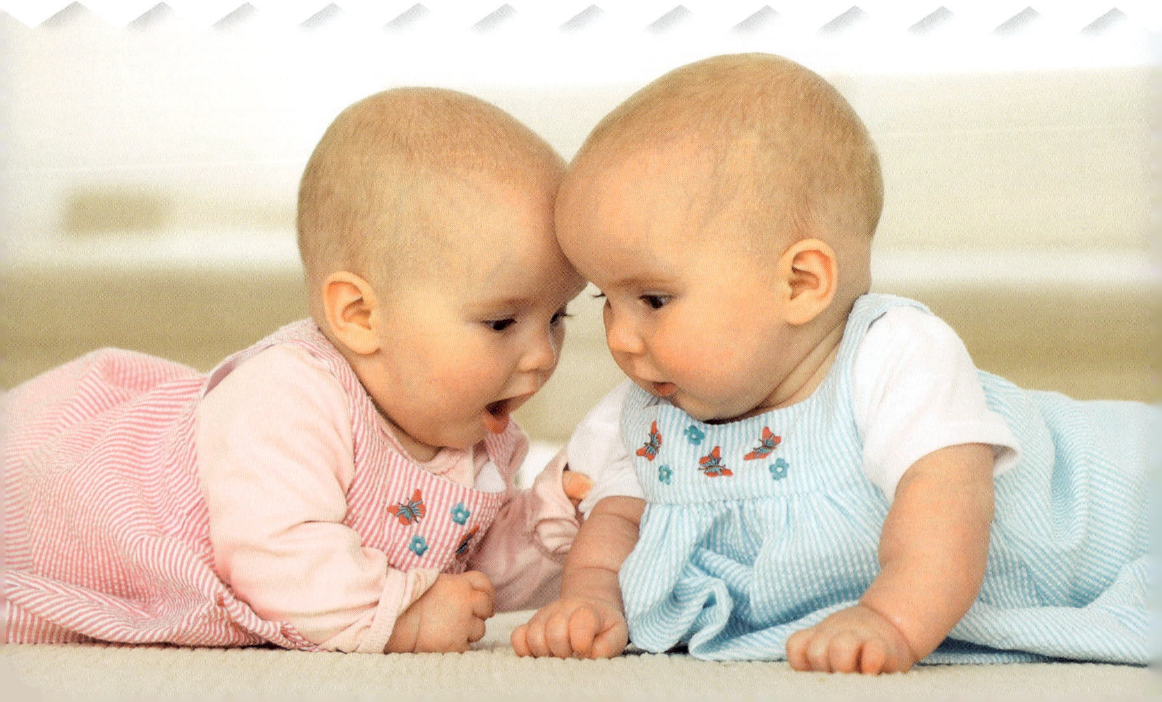

Mädchennamen	Jungennamen
....	....
....	....
....	....
....	....
....	....
....	....
....	....
....	....
....	....
....	....
....	....
....	....
....	....

Woche 25

Gefühle, Gedanken und Wünsche

25. WOCHE

Die Gliedmaßen des Babys runden sich, weil mehr Fett eingelagert wird. Sein Kopf ist noch immer sehr groß, aber es wirkt nicht mehr so unproportioniert. Es gähnt sehr oft – wahrscheinlich eine Maßnahme, um die Menge an Flüssigkeit in seiner Lunge zu regulieren.

0 cm 10 cm 20 cm

Mein Körper

Drang nach oben

Ihr Uterus ist jetzt so groß wie ein Fußball und dehnt sich nach oben in Richtung Brustkorb aus. Damit der Körper die zusätzliche Belastung bewältigt, arbeiten Herz und Lunge 50 Prozent mehr als vor der Schwangerschaft.

Müde Füße

Geschwollene Füße können längeres Stehen jetzt merklich erschweren. Tragen Sie stützende Schuhe ohne hohe Absätze – diese können Sie aus dem Gleichgewicht bringen, weil sich Ihr Schwerpunkt verändert. Manchmal werden die Füße bis zu einer Nummer größer. Investieren Sie dann in ein neues Paar gut passender Schuhe.

Verdauung

Das Hormon Progesteron entspannt auch den Verdauungstrakt, deshalb bekommen Sie jetzt möglicherweise nach den Mahlzeiten oft Sodbrennen und Bauchschmerzen. Essen Sie dann kleinere Portionen, aber dafür häufiger, und meiden Sie fettige oder scharfe Speisen. Pfefferminztee ist wunderbar erfrischend und lindert Verdauungsprobleme.

Mein Baby

Licht und Ton

Das Gehör des Babys wird immer besser. Laute Geräusche erschrecken es und es kann zwischen Ihrer und der Stimme Ihres Partners unterscheiden. Schon jetzt gewöhnt es sich an den Sprachrhythmus seiner Muttersprache. Seine Augen sind voll

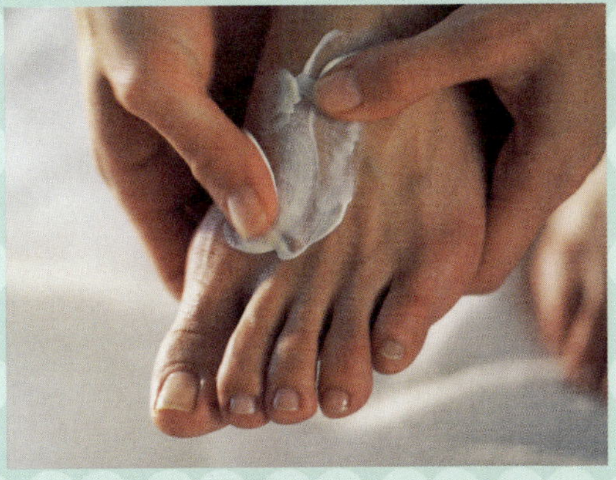

ausgebildet. Das Pigment, das über ihre Farbe entscheidet, muss sich allerdings noch entwickeln.

Kuschelig warm

Das Blut, das durch die Nabelschnur zum Baby fließt, hilft ihm, seine Temperatur zu regulieren. Es sorgt dafür, dass seine Wärme in etwa Ihrer eigenen Körpertemperatur entspricht, sodass ihm im Uterus nicht kalt wird.

MEINE GEWICHTSTABELLE:

Datum ....

Gewicht ....

Umfang ....

In der 25. Woche misst Ihr Baby etwa 34,6 cm vom Scheitel bis zur Ferse.

30 cm 40 cm 50 cm

Geburtsvorbereitungs-*kurse*

Kurse zur Geburtsvorbereitung beginnen meist im sechsten oder siebten Monat. Sie sollen Sie auf Wehen, Geburt und die erste Zeit mit dem Neugeborenen vorbereiten. Melden Sie sich frühzeitig an, denn die besten sind schnell ausgebucht.

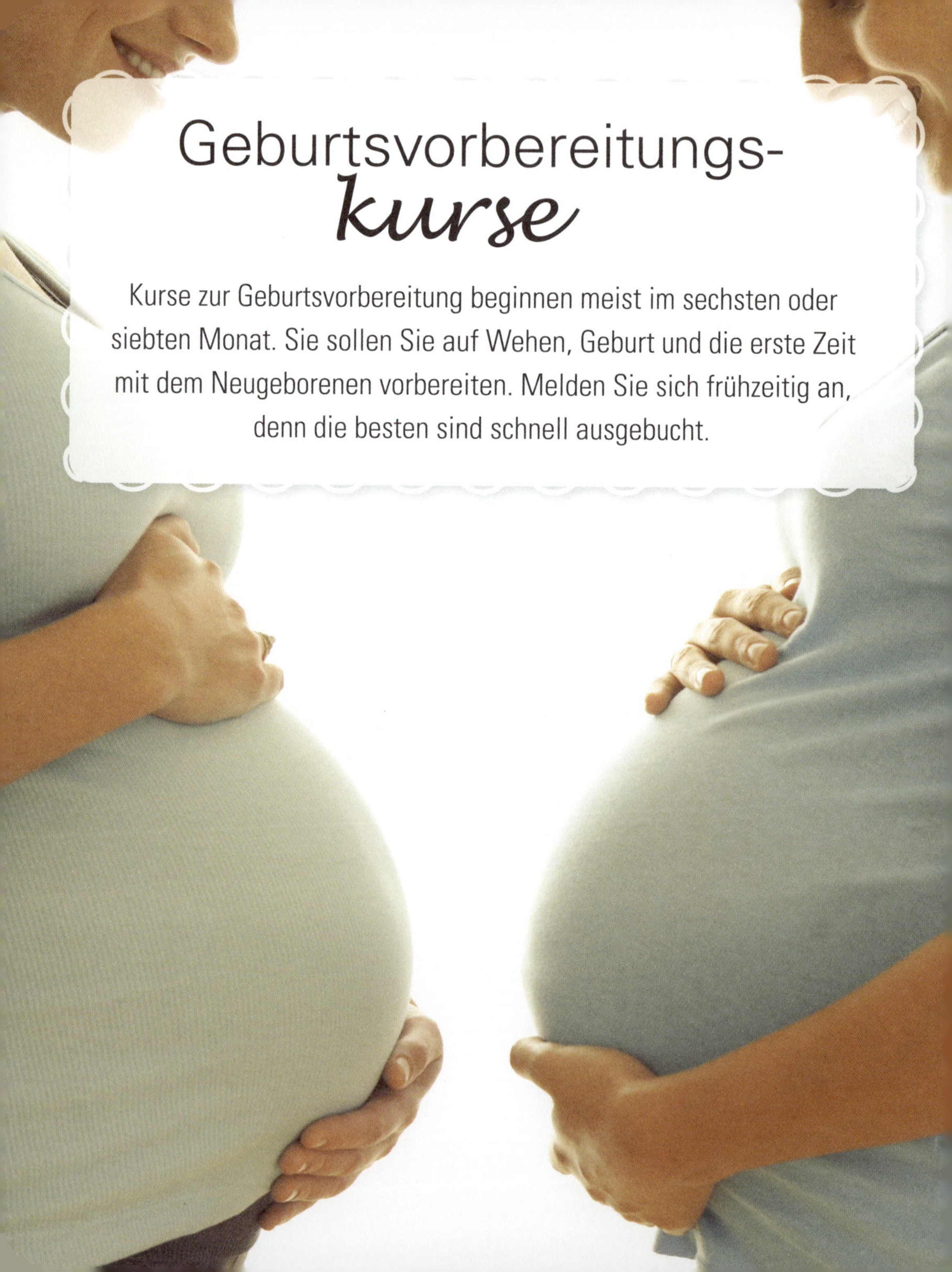

Was lerne ich?

In den Kursen erhalten Sie wichtige Informationen über Wehen und Geburt. Sie erfahren, welche Anzeichen auf den Beginn der Wehen hinweisen, wie die Geburt abläuft und welche Wege der Schmerzlinderung möglich sind. Dazu zählen sowohl medikamentöse als auch natürliche Methoden wie Entspannungs-, Atem- und Visualisierungstechniken. Sie erhalten auch Ratschläge zur Babypflege, etwa wie man das Neugeborene badet, wickelt und füttert.

Wo finden die Kurse statt?

Grundsätzlich wird unterschieden zwischen Kursen, die von der Krankenkasse bezahlt werden, und solchen, für die Sie selbst aufkommen müssen. Manche dieser privaten Kurse

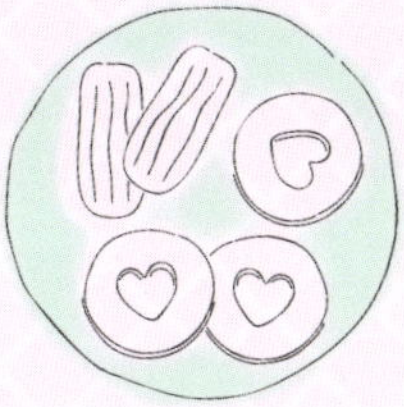

konzentrieren sich auf ein bestimmtes Gebiet, etwa natürliche Methoden zur Schmerzlinderung, während die regulären Kurse, die meist in Kliniken oder von Hebammen angeboten werden, ein breiteres Spektrum abdecken.

Welche Vorteile gibt es noch?

Abgesehen von den praktischen Ratschlägen und Informationen zu allen wichtigen Themen rund um Geburt und Babypflege haben Sie in den Vorbereitungskursen auch die Möglichkeit, andere werdende Eltern kennen zu lernen, die in Ihrer Nähe wohnen. So lässt sich ganz unkompliziert ein Netzwerk aufbauen, in dem Sie sich schon während der Schwangerschaft mit anderen werdenden Müttern über Beschwerden und andere Probleme austauschen können. Auch nach der Geburt können Sie sich zusammen mit Ihren Babys treffen und sich gegenseitig Ratschläge zu Themen wie Füttern, Wickeln oder Schlafen geben. Am besten verabreden Sie schon während der Schwangerschaft feste Termine für die Zeit nach der Geburt. So haben Sie jetzt schon etwas, worauf Sie sich freuen können und das Sie dazu bringt, mit Ihrem Baby aus dem Haus zu gehen. Auf diese Weise entstehen oft Freundschaften, die ein Leben lang halten.

KURSE *für alle*

- *Werdende Väter* besuchen normalerweise einen Geburtsvorbereitungskurs mit ihren Partnerinnen. Wenn Ihr Partner zögert, sagen Sie ihm, dass er dort alles über den Geburtsverlauf und mögliche Methoden der Schmerzlinderung erfährt und wie er Ihnen am besten helfen kann. Außerdem lernt er dort auch andere werdende Väter kennen.
- *Wenn Sie Zwillinge erwarten,* sollten Sie schon zeitig mit dem Kurs beginnen, da Mehrlinge oft früher zur Welt kommen. Es gibt sogar spezielle Kurse für Zwillingsmütter.
- *Im Angebot sind auch* Stillkurse, Kurse mit bestimmtem Schwerpunkt wie Yoga und Auffrischungskurse für Zweitgebärende.

Woche 26

26. WOCHE

Am Ende des zweiten Trimesters wiegt Ihr Baby etwa 750 g und ist so groß wie ein Eisbergsalat. Alle Nervenzellen in der äußeren Hirnrinde sind vorhanden und seine Koordination wird immer besser, weil sich fortlaufend neue Nervenverbindungen bilden.

Gefühle, Gedanken und Wünsche

....

....

....

....

Mein Körper

Leicht gequetscht

Ihr Uterus dehnt sich immer weiter nach oben aus und drückt gegen die Rippen. Das ist nicht sehr angenehm, vor allem wenn das Baby in Steißlage liegt und sein Kopf gegen Ihr Zwerchfell presst. Versuchen Sie, nicht zu lange zu sitzen – das drückt die inneren Organe zusammen. Stehen Sie immer wieder auf, um sich etwas Luft zu verschaffen.

Entspannung im Wasser

Schwimmen ist für Schwangere ideal, denn es trainiert die Ausdauer, ohne dass Sie Ihr eigenes Gewicht tragen müssen. Nehmen Sie jetzt jedoch keine anstrengenden Schwimmhaltungen mehr ein, bei denen Sie den Körper drehen müssen, wie etwa beim Kraulen. Am besten eignen sich Rückenschwimmen oder – nur falls Sie keine Schmerzen im Beckenbereich spüren – Brustschwimmen.

Yoga genießen

Yoga hat für Schwangere viele Vorzüge. Es stärkt die Muskulatur, verbessert das Gleichgewicht und lehrt Sie, auf Ihre Atmung zu achten, was sich während der Wehen als sehr nützlich erweisen kann. Suchen Sie sich einen Kurs speziell für Schwangere, der von einem qualifizierten Trainer geleitet wird.

0 cm 10 cm 20 cm

Mein Baby

Wachstumsdrüsen

Die Nebennieren sind entwickelt und spielen eine wichtige Rolle bei der Freisetzung von Hormonen, die Wachstum und Entwicklung beeinflussen. Später im Leben werden sie Hormone wie das Cortisol ausschütten, das dem Körper in Stresssituationen hilft.

MEINE GEWICHTSTABELLE:

Datum ....

Gewicht ....

Umfang ....

Biegsames Baby

Ihr Baby ist überaus gelenkig. Es kann Positionen einnehmen, bei denen seine Füße direkt neben seinen Ohren liegen. Seine Koordination wird immer besser, es greift jetzt nach seinen Zehen und führt sie zum Mund, um an ihnen zu saugen. Auch seine Bewegungen werden immer kräftiger, was Sie sicher sehr deutlich spüren können!

In der 26. Woche misst Ihr Baby etwa 35,6 cm vom Scheitel bis zur Ferse.

30 cm 40 cm 50 cm

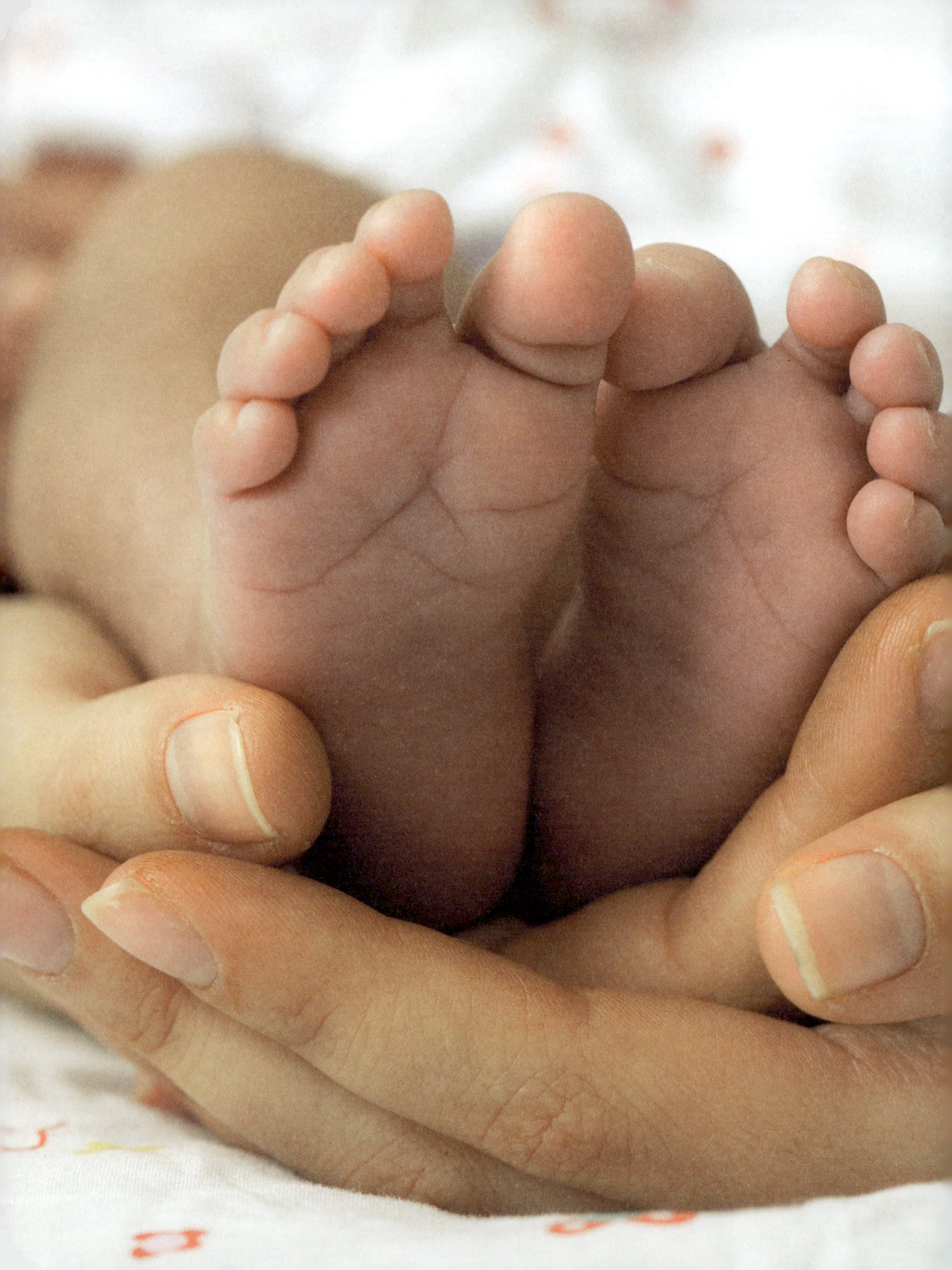

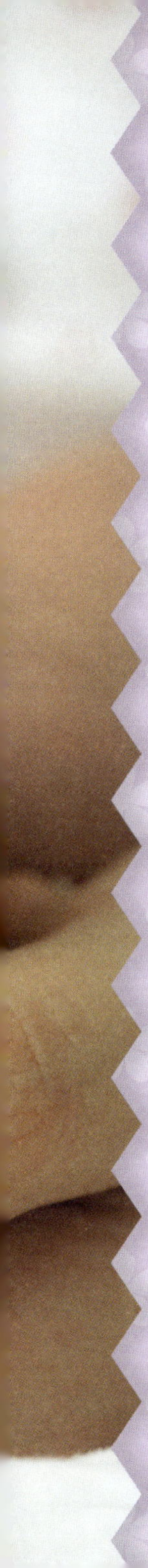

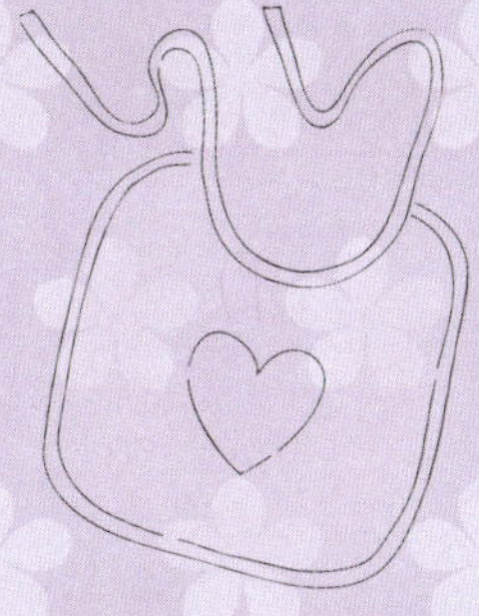

Das *dritte* Trimester

In den *letzten Monaten* der Schwangerschaft werden sich Ihre Gedanken vor allem um die *Geburt* und um den Moment drehen, in dem Sie Ihr Baby *in die Arme* schließen können. Bereiten Sie sich *in aller Ruhe* auf das große Ereignis vor.

Woche 27

27. WOCHE

Das Baby wächst schnell, lagert Fett ein und braucht mehr Platz im Uterus. In den letzten Wochen nimmt es fast die Hälfte seines Geburtsgewichtes zu. Die Geschlechtsorgane sind komplett. Die Hoden wandern in den Hodensack, die Eierstöcke sind mit allen Eifollikeln bestückt.

Gefühle, Gedanken und Wünsche

0cm 10cm 20cm

Mein Körper

Ausruhen

Im letzten Schwangerschaftsdrittel arbeiten Kreislauf und andere Körpersysteme unglaublich hart, um das schnelle Wachstum des Babys zu ermöglichen. Gönnen Sie sich daher in den letzten Wochen viel Ruhe, um sich zu erholen und den Körper bei seiner schweren Arbeit zu unterstützen. Sie können mit gutem Gewissen so oft wie möglich zwischendurch ein kleines Nickerchen einlegen.

Zunehmen

In diesen letzten Wochen sollte Ihr Gewicht stetig zunehmen. Der größte Anteil davon entsteht durch das Wachstum des Babys, aber es werden auch Fettreserven angelegt, die Ihr Körper für die anschließende Stillzeit braucht. Rechnen Sie bis zur 36. Woche mit einer Gewichtssteigerung von 500 g pro Woche. Danach nehmen Sie nur noch wenig zu.

Rückenschmerzen

In Kombination mit den gelockerten Gelenken macht Ihr zusätzliches Gewicht Sie jetzt besonders anfällig für Rückenschmerzen. Nehmen Sie sich unbedingt regelmäßig Zeit für sanfte Gymnastik, die Muskeln und Gelenke stärkt, damit sich die Beschwerden nicht verschlimmern. Wichtig sind kräftige Bauchmuskeln, die den Rücken entlasten. Nach dem ersten Trimester sollten Sie keine Übungen mehr durchführen, bei denen Sie auf dem Rücken liegen. Konzentrieren Sie sich auf Übungen, die im Sitzen oder im Vierfüßlerstand (siehe Seite 115 Übung »Katzenbuckel«) ausgeführt werden können.

MEINE GEWICHTSTABELLE:

Datum ....

Gewicht ....

Umfang ....

Mein Baby

Ich kann sehen!

Die Augenlider des Babys, die bisher fest verschlossen waren, um die Augen während ihrer Entwicklung zu schützen, öffnen sich um diese Zeit. Endlich kann Ihr Baby sehen! Es wendet sich hellem Licht zu, aber es kann noch nicht fokussieren.

Zähne

Die Knospen, aus denen die Milchzähne sprießen werden, sind schon seit längerer Zeit angelegt. Jetzt bilden sich auch die Knospen für die bleibenden Zähne.

Süße Träume

Das Baby hat inzwischen einen deutlich erkennbaren Schlaf-Wach-Rhythmus entwickelt, zu dem auch REM-Schlafphasen mit Träumen gehören.

In der 27. Woche misst Ihr Baby etwa 36,6 cm vom Scheitel bis zur Ferse.

30 cm 40 cm 50 cm

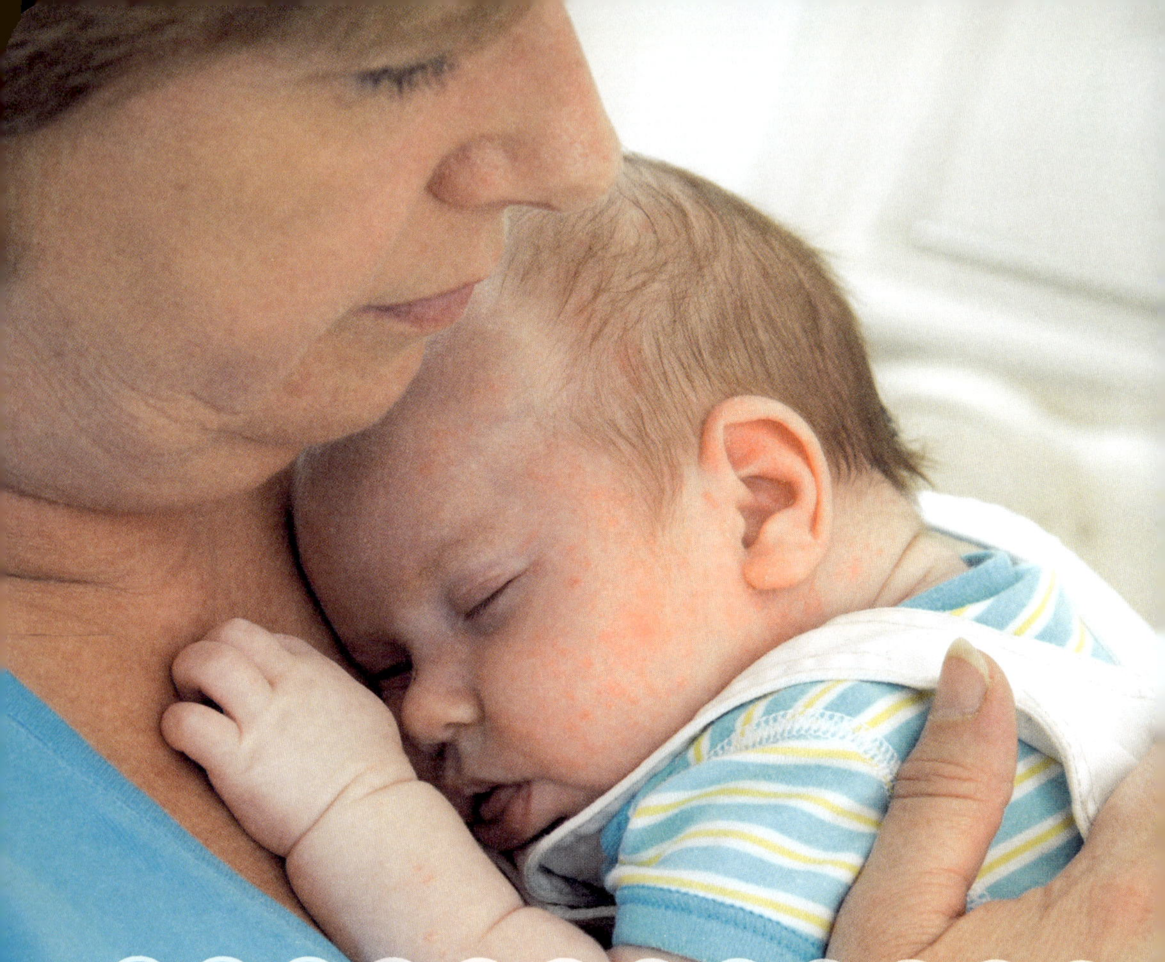

Helfende *Hände*

Es ist nur schwer vorstellbar, wie sehr die Ankunft des Babys Ihr Leben verändern wird. Spätestens jetzt sollten Sie darüber nachdenken, welche Personen aus Ihrem Umfeld Ihnen nach der Geburt hilfreich zur Hand gehen können.

Brauche ich Hilfe?

Vielleicht freuen Sie und Ihr Partner sich schon darauf, sich nach der Geburt mit dem Baby zu Hause einzuigeln. Tatsächlich ist es wichtig, nach der Geburt Zeit miteinander zu verbringen, um eine Bindung zum Baby herzustellen, aber die ersten Wochen werden sicher nicht einfach. Sie können jetzt noch nicht wissen, wie Sie sich fühlen werden, wenn Sie möglicherweise eine anstrengende Geburt hinter sich haben, gefolgt von täglichem Stillen rund um die Uhr und einer hormonellen Achterbahnfahrt. Dann ist es ein Geschenk des Himmels, wenn Sie jemanden anrufen können, der Sie seelisch und tatkräftig unterstützt, wenn Ihnen alles zu viel wird.

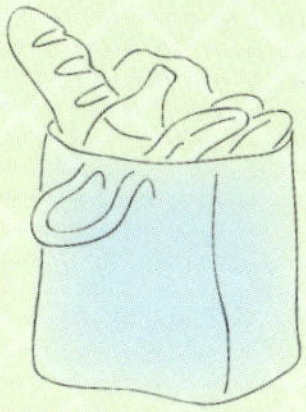

Vorausplanen

Kümmern Sie sich am besten jetzt schon um Hilfe für die Zeit nach der Geburt. Die meisten Frauen wenden sich dabei zuerst an ihre eigene Mutter, aber vielleicht möchten Sie lieber Ihre Schwester oder Freundin fragen. Manche Paare richten es so ein, dass die frischgebackenen Großeltern nach der Geburt ein paar Tage bei ihnen verbringen. Wenn Sie lieber für sich bleiben möchten, können Sie einen Plan mit wechselnden Helfern aufstellen. Praktische Dienste wie Kochen, Putzen oder das Baby halten, während Sie duschen oder schlafen, sind sicher sehr willkommen. Lehnen Sie nicht ab, wenn jemand Ihnen Hilfe beim Einkaufen oder im Haushalt anbietet: Umso stärker können Sie sich auf Ihr Baby konzentrieren.

Neben Familie und Freunden gibt es auch professionelle Helfer, zum Beispiel Stillberaterinnen und Hebammen, die Ihnen tatkräftig zur Seite stehen. Die Hebamme besucht Sie in den ersten zwei Wochen nach der Geburt zu Hause. Auch die Mütter aus dem Geburtsvorbereitungskurs können sich jetzt als wertvolle Hilfe erweisen.

Allein ZURECHTKOMMEN

- *Als alleinerziehende* Mutter haben Sie es in den ersten Wochen schwerer, weil Sie die Arbeit rund ums Baby nicht mit dem Partner teilen können. Für Sie ist es deshalb besonders wichtig, sich rechtzeitig um Unterstützung zu kümmern.

- *Überlegen Sie,* wer als Helfer infrage kommen könnte. Wären Eltern, Geschwister, andere Verwandte, enge Freunde oder Nachbarn bereit einzuspringen, wenn Sie Hilfe brauchen? Eventuell sogar relativ kurzfristig?

- *Besuchen Sie* wenn möglich Geburtsvorbereitungskurse speziell für Alleinerziehende. Meiden Sie Kurse in den Abendstunden, da Sie dort hauptsächlich Paare antreffen werden.

- *Probieren Sie* auch andere Kurse aus, in denen Sie werdende Mütter kennenlernen können, wie Yoga oder Gymnastik.

Woche 28

28. WOCHE

Das Haar des Babys wächst. Nicht nur sein Kopfhaar wird länger, auch seine Augenwimpern und -brauen werden dicker. Vielleicht dreht es sich schon mit dem Kopf nach unten, allerdings kann es seine Lage in den nächsten Wochen noch mehrmals ändern.

Gefühle, Gedanken und Wünsche

0 cm
10 cm
20 cm

Mein Körper

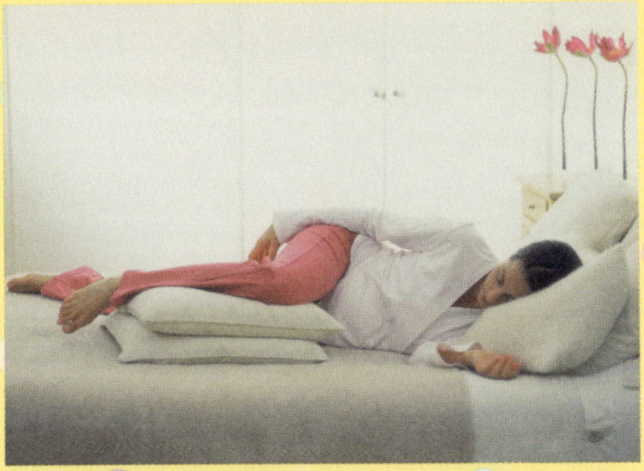

Eisenversorgung

Um diese Zeit wird Ihr Blut auf einen möglichen Eisenmangel getestet, weil durch die erhöhte Blutmenge der Hämoglobinspiegel sinken kann. Wenn Sie auffallend wenig Eisen im Blut haben, erhalten Sie wahrscheinlich Eisentabletten. Ein geringer Eisenmangel lässt sich eventuell ausgleichen, indem Sie mehr rotes Fleisch, Blattgemüse, angereicherte Cerealien, Hülsenfrüchte und Trockenobst essen.

Blutdruck

Ein erhöhter Blutdruck kann ein Anzeichen für Präeklampsie sein, eine Erkrankung in der Schwangerschaft, die Leber und Nieren angreifen kann. Der Arzt verschreibt Ihnen gegebenenfalls Medikamente.

Schmerzen im Becken

Etwa jede fünfte Schwangere spürt Schmerzen im Beckengürtel, die sich mit zunehmendem Bauchumfang verstärken. Unter dem Einfluss der Hormone auf die Gelenke kann der typische »Watschelgang« entstehen. Selbst einfache Bewegungen, etwa aus dem Bett aufzustehen, fallen immer schwerer. Achten Sie auf vernünftige Schuhe, schlafen Sie auf der Seite und stützen Sie Ihre Beine mit Kissen ab. Wenn der Schmerz andauert, fragen Sie den Arzt nach einem Stützgürtel für das untere Becken.

Mein Baby

Haarausfall

Das feine Lanugohaar auf dem Körper des Babys beginnt jetzt zu verschwinden. Dies geht nur sehr langsam vor sich, sodass bei der Geburt noch einige Stellen mit Flaum bedeckt sein können, vor allem wenn das Baby vorzeitig geboren wird.

Hormonelle Einflüsse

Ihre Hormone gehen auf das Baby über, deshalb reagiert es mit verstärkter Aktivität, wenn Sie sich gestresst fühlen. Sie können es jedoch durch sanftes Zureden und den Klang Ihrer Stimme beruhigen.

MEINE GEWICHTSTABELLE:

Datum ....

Gewicht ....

Umfang ....

In der 28. Woche misst Ihr Baby etwa 37,6 cm vom Scheitel bis zur Ferse.

30 cm 40 cm 50 cm

Alles bereit *für Ihr Baby*

Vom Schlafplatz über Kleidung bis hin zur Pflegeausstattung gibt es viel zu planen und zu kaufen, ehe das Baby kommt. Jetzt ist der richtige Zeitpunkt, um alles Notwendige für die ersten Wochen mit dem Neugeborenen zusammenzustellen und vorzubereiten.

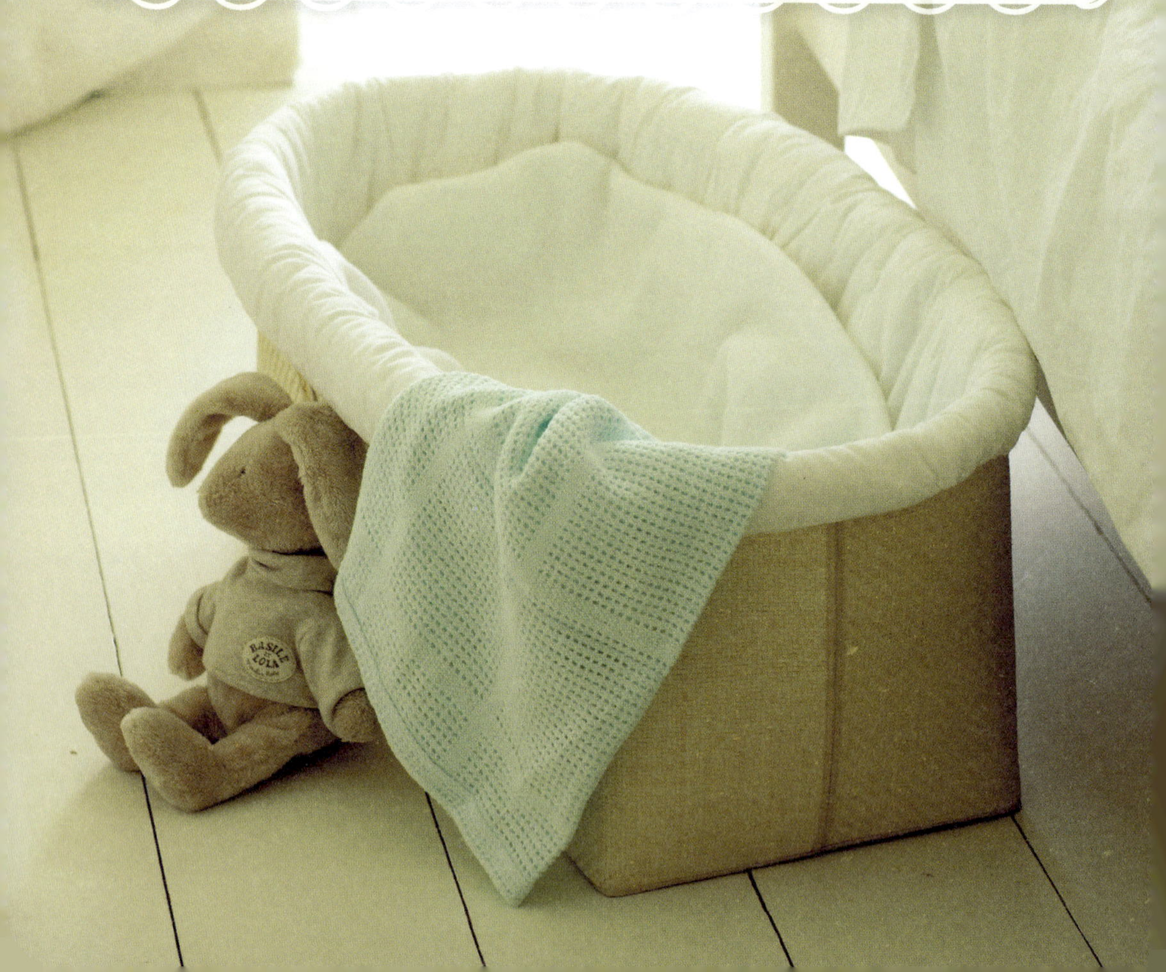

Wie viel Kleidung braucht mein Baby?

Nichts ist schöner, als die erste Garderobe für das Baby zu kaufen. Versuchen Sie jedoch, sie so einfach wie möglich zu halten. Zum einen wird das Baby schnell aus seinen Sachen herauswachsen, zum anderen werden Sie kaum Lust haben, jedes Mal beim Wickeln mit Schleifchen und komplizierten Knöpfen zu kämpfen. Für Babys eignen sich in den ersten Wochen am besten Baumwollbodys und -strampler, die bei Bedarf durch Jäckchen oder Schneeanzüge ergänzt werden. Ihr Baby wird mindestens eine Garnitur pro Tag brauchen, also benötigen Sie mindestens je 6–8 Bodys und Strampelanzüge, 1–2 Jäckchen, eine Wollmütze für den Winter und einen Sonnenhut für den Sommer sowie Socken und Fäustlinge.

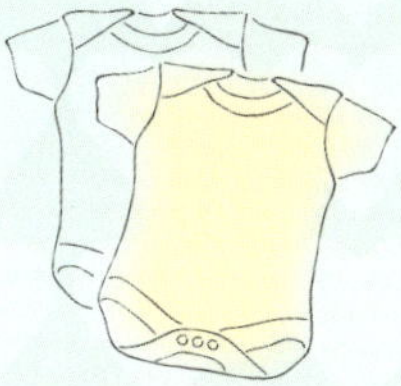

Wie füttere ich mein Baby?

Denken Sie jetzt darüber nach, ob Sie Ihrem Baby die Brust geben oder es mit Formulamilch füttern wollen. Wenn Sie sich für Muttermilch entscheiden, benötigen Sie außer einem gut passenden Still-BH und ein paar Stilleinlagen nicht viel. Falls Sie Ihre Milch abpumpen möchten, brauchen Sie eine Pumpe und dasselbe Zubehör wie für die Fläschchenfütterung, nämlich mehrere Flaschen, Sauger für Neugeborene sowie einen Sterilisator.

Alles bereit für die Klinik

Packen Sie die Tasche für sich und das Baby am besten schon einige Wochen vor dem errechneten Geburtstermin, dann sind Sie für alle Fälle gerüstet. Außer Kleidung und Windeln für das Baby benötigen Sie selbst ein paar bequeme Kleidungsstücke, Nachthemden, alte oder Einwegunterhosen für die Zeit nach der Geburt, eventuell einige persönliche Dinge für das Klinikzimmer, Ihr Handy, eine Kamera, Toilettenartikel und Binden für den Wochenfluss (Lochien).

WAS brauchen wir noch?

- *Einen Vorrat an* Einweg- oder Mehrwegwindeln, eine abwischbare Wickelauflage und Watte.
- *Eine Babybadewanne* – Sie können aber auch das Waschbecken benutzen.
- *Waschlappen* zum Waschen.
- *Ein oder zwei* Babyhandtücher.
- *Eine Wickeltasche,* gefüllt mit Wickelzubehör.
- *Ein Bettchen* oder einen Babykorb mit neuer Matratze, in dem das Baby schlafen kann.
- *Passende Bettwäsche* und eine Babydecke oder einen Schlafsack für Neugeborene.

Woche 29

29. WOCHE

Das Gehirn des Babys bildet weitere Falten aus, sodass es immer mehr die typische gewundene Oberfläche eines voll entwickelten Gehirns erhält. Auch die Lungen reifen weiter aus. Bei einer vorzeitigen Geburt hätte Ihr Baby jetzt schon wesentlich höhere Überlebenschancen.

Gefühle, Gedanken und Wünsche

0 cm 10 cm 20 cm

Mein Körper

Genügend Proteine

Protein ist nicht nur für die Gesundheit und Entwicklung des Ungeborenen sehr wichtig, sondern auch für Ihr eigenes Wohlbefinden. Nehmen Sie täglich Protein in Form von magerem Fleisch, Eiern, Fisch, Hülsenfrüchten und Käse zu sich, ergänzt durch reichlich frisches Obst und Gemüse.

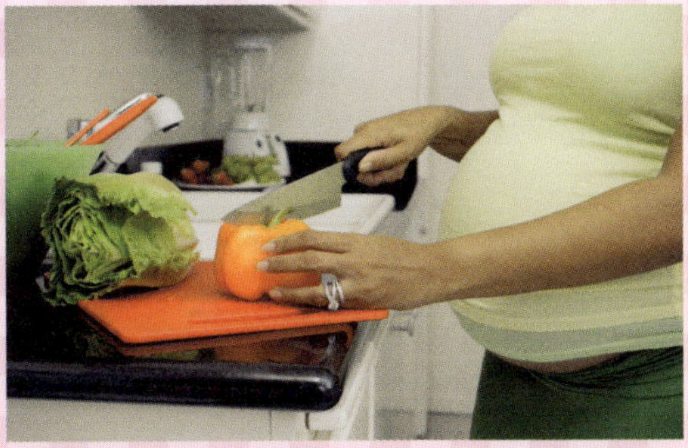

Schwangerschaftsbeschwerden

Zu den häufigen Beschwerden in der Schwangerschaft zählen das »Restless-Legs-Syndrom« (RLS) und die Ischialgie. Das RLS tritt meistens auf, wenn Sie ruhen. Dann spüren Sie einen starken Drang, die Beine zu bewegen. Die Gründe dafür sind nicht genau bekannt, aber möglicherweise spielt Eisenmangel eine Rolle. Nehmen Sie ein kaltes Fußbad und trinken Sie vor dem Schlafengehen keine koffeinhaltigen Getränke. Die Ischialgie, ein stechender Schmerz auf der Rückseite des Beines, kann sich während der Schwangerschaft verschlimmern. Dagegen helfen warme Bäder und Yogaübungen, die den Rücken stärken.

MEINE GEWICHTSTABELLE:

Datum ....

Gewicht ....

Umfang ....

Verstopfung

Die verlangsamte Verdauung in der Schwangerschaft kann zu einer Verstopfung führen. Manche Joghurtsorten sind besonders angereichert mit verdauungsfördernden Enzymen und Bakterien, die den Darm wieder auf Trab bringen.

Mein Baby

Autsch!

Das Baby tritt nun kräftig zu, denn seine Muskeln sind stärker und seine Koordination besser geworden. Es zieht seine Arme und Beine zur Brust, um sich in eine bequeme Position zu bringen.

Lebenswichtige Verbindung

Die Nabelschnur, die das Baby versorgt, ist sehr verdreht und verschlungen. Einige Windungen verursacht das Baby durch seine Bewegungen, andere sind Teil der Nabelschnur. Eine gelartige Flüssigkeit sorgt dafür, dass sie nicht abgequetscht wird.

In der 29. Woche misst Ihr Baby etwa 38,6 cm vom Scheitel bis zur Ferse.

30 cm 40 cm 50 cm

Ihr Geburtsplan

Ein Geburtsplan hilft Ihnen, sich über Ihre Vorstellungen und Wünsche klar zu werden und diese den Personen mitzuteilen, die sich bei der Geburt um Sie kümmern. Beim Aufstellen des Plans müssen Sie sich mit bestimmten Aspekten des Geburtsablaufs auseinandersetzen, etwa welche Art von Schmerzmitteln Sie haben möchten, wie aktiv Sie während der Wehen sein wollen und wie Sie die verschiedenen Wehenstadien bewältigen möchten. Bleiben Sie trotzdem flexibel, denn der Geburtsverlauf lässt sich nie vorhersagen. Eine Portion Realismus schützt Sie vor Enttäuschungen und gibt Ihnen das nötige Selbstvertrauen, neue Entscheidungen zu treffen, wenn sich die Umstände ändern. Selbst wenn die Geburt völlig anders verläuft als gedacht, werden Sie sich durch das vorherige Planen besser vorbereitet und ruhiger fühlen.

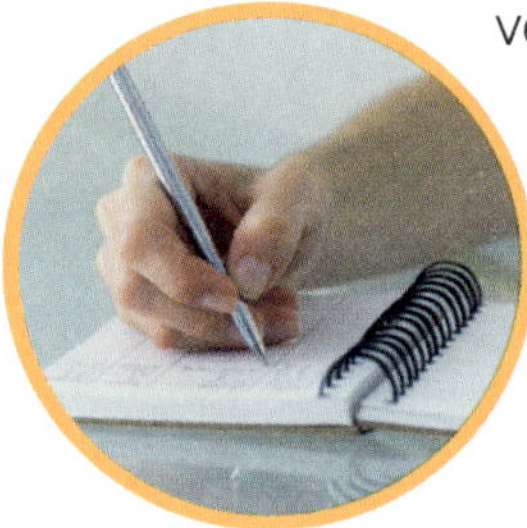

Wer soll mich durch die Wehen begleiten? ....

....

....

Möchte ich in der ersten Phase aktiv bleiben? ....

....

....

Welche Schmerzmittel kommen ....
für mich in Frage?

....

....

....

Möchte ich eine Wassergeburt? ....

....

....

Soll mein Partner dabei sein? ....

....

....

....

Wie möchte ich mein Baby füttern? ....

....

....

Woche 30

30. WOCHE

Das Baby wiegt jetzt etwa 1,3 kg. Durch die Fetteinlagerungen wirkt seine Haut nicht mehr so runzelig. Die Nervenzellen im Gehirn fangen an, sich zu spezialisieren. Sie werden danach für bestimmte Funktionen wie Gedächtnis oder Bewegungen zuständig sein.

Gefühle, Gedanken und Wünsche

....

....

....

....

Mein Körper

Stetiges Wachstum

Ihre Gebärmutter wiegt nun etwa 1 kg und dehnt sich beständig weiter nach oben aus. Da sie auf das Zwerchfell drückt, kann es sein, dass Sie jetzt schneller außer Atem geraten.

Gebremste Zunahme

Ihr Gewicht steigt zwar weiter, aber nicht mehr so rasant. Der Uterus nimmt immer mehr Platz ein und presst den Magen zusammen, sodass Sie jetzt lieber kleinere Portionen, aber dafür häufiger essen sollten. Bis zum Ende des siebten Monats werden Sie etwa 7 kg zugenommen haben.

MEINE GEWICHTSTABELLE:

Datum ....

Gewicht ....

Umfang ....

Weiterer Anstieg

Zwischen der 25. und der 35. Woche erhöht sich Ihre Blutmenge um etwa 25 Prozent. Ihr Körper

0 cm 10 cm 20 cm

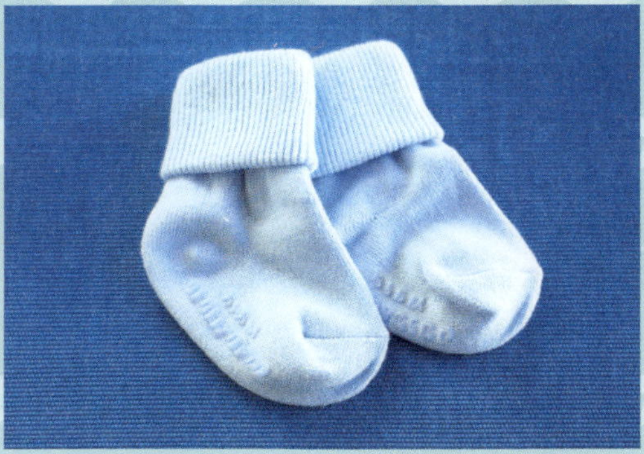

muss sich sehr anstrengen, um all das Blut durch die Adern zu pumpen, daher schwitzen Sie jetzt leichter als vor der Schwangerschaft.

Mein Baby

Bereit zum Atmen

Die Lunge des Babys produziert eine Substanz namens Surfactant. Sie verhindert, dass die Lungenbläschen beim Atmen zusammenkleben. Würde Ihr Baby jetzt geboren, könnte es wahrscheinlich schon selbstständig atmen.

Stupsnase

Der Nasenrücken tritt nun deutlicher hervor und die Nase erhält eine klarere Form. Im Moment zeigt die Nasenspitze noch nach oben, doch sie wird wahrscheinlich nach unten wandern, wenn das Gesicht in die Länge wächst.

In der 30. Woche misst Ihr Baby etwa 39,9 cm vom Scheitel bis zur Ferse.

30 cm 40 cm 50 cm

Pflegen Sie *Ihren Rücken*

Ihr Rücken trägt schwer an Ihrem immer größer werdenden Bauch. Geben Sie deshalb vor allem in den letzten Wochen der Schwangerschaft gut auf ihn acht und muten Sie ihm keine unnötigen zusätzlichen Belastungen zu.

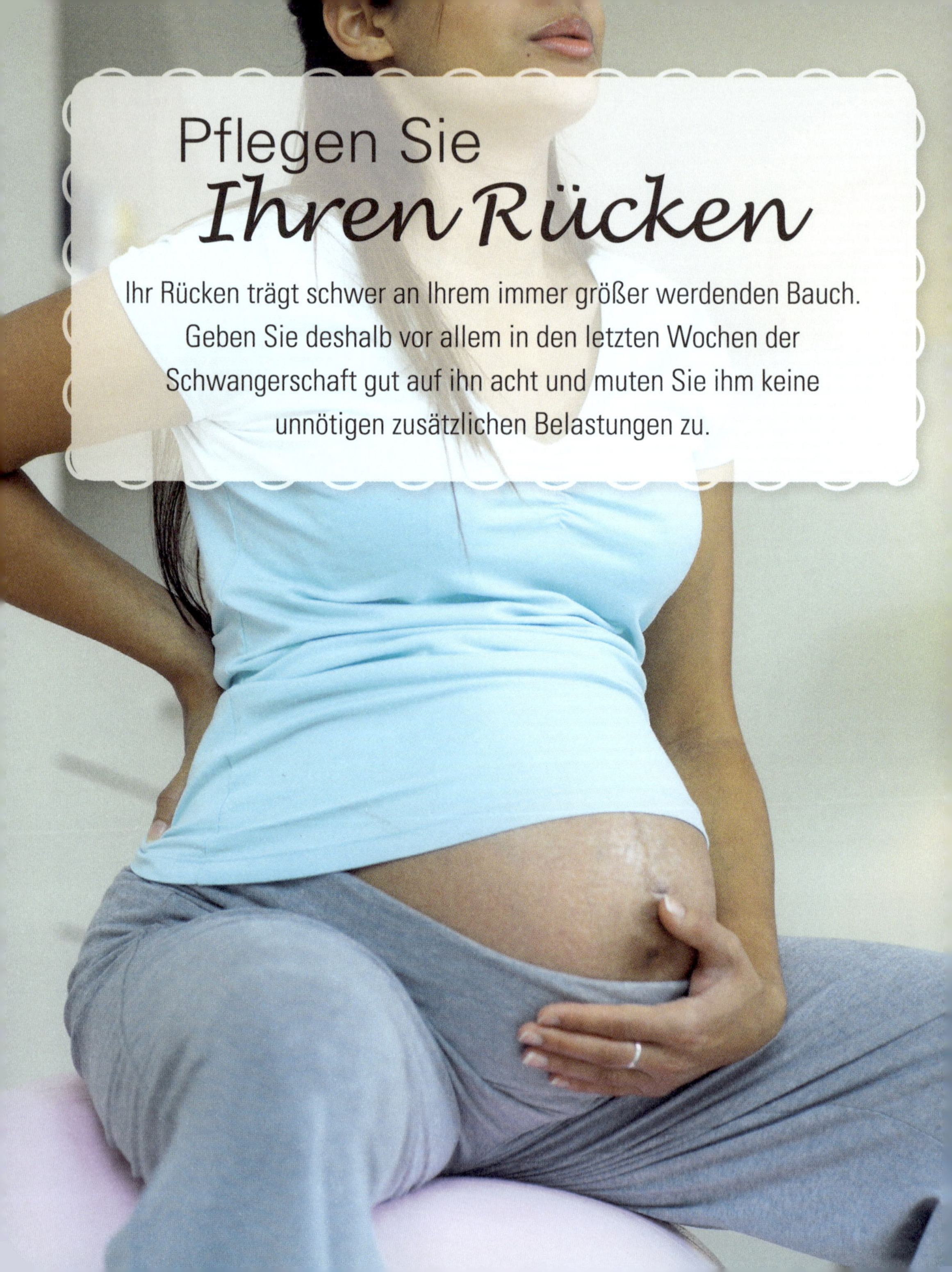

Was geschieht mit Ihrem Rücken?

Wenn der Bauch wächst, verlagert sich Ihr Körperschwerpunkt. Um dies auszugleichen, lehnen Sie sich leicht nach hinten. Gleichzeitig bieten die Bauchmuskeln dem Rücken jetzt weniger Halt, sodass dieser die Hauptlast trägt. Darauf reagiert die Rückenmuskulatur mit Schmerzen und Verspannungen.

Tägliche Pflege

Gymnastik hilft gegen Rückenschmerzen, aber Sie können noch mehr tun, um Ihren Rücken im Alltag nicht übermäßig zu belasten. Heben und tragen Sie keine schweren Gegenstände. Das kann die Bänder und Muskeln schädigen. Gehen Sie in die Knie und halten Sie den Rücken gerade, wenn Sie etwas hochheben.

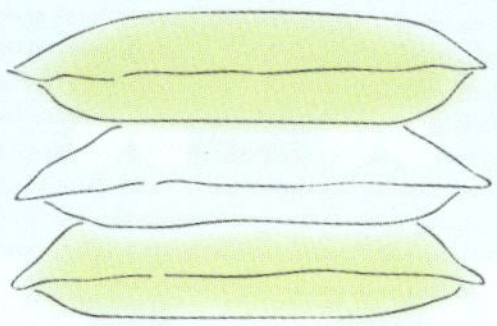

Achten Sie auf gut sitzende Schuhe mit niedrigen Absätzen, die Ihr Gewicht gleichmäßig verteilen, und auf eine gute Haltung: Stehen Sie gerade, nehmen Sie die Schultern zurück und machen Sie kein Hohlkreuz. Auch im Bett sollten Sie den Rücken gut abstützen, etwa durch Kissen unter Knien und Bauch, sodass Sie es schön bequem haben.

Falls Sie einen Gymnastikball besitzen, nutzen Sie ihn beim Fernsehen statt des Sofas als Sitzgelegenheit. Auf ihm müssen Sie ständig leicht balancieren. So achten Sie automatisch besser auf Ihre Haltung und stärken nebenbei ohne große Anstrengung Ihre Rückenmuskulatur.

Gymnastik für einen starken Rücken

Zweifellos hilft sanfte Gymnastik, den Rücken zu stärken und Schmerzen zu lindern. Bleiben Sie den ganzen Tag über so aktiv wie möglich und gewöhnen Sie sich an, einmal am Tag spazieren zu gehen. Schwimmen ist in dieser Phase der Schwangerschaft ebenfalls gut geeignet. Das Wasser trägt Ihr Gewicht und nimmt Ihnen den Druck vom Rücken, sodass Sie sich wunderbar entspannen können. Schwimmen verbessert außerdem den Muskeltonus und die Kondition, was sich während der Wehen mit Sicherheit auszahlen wird.

ÜBUNGEN FÜR den Rücken

- *Sitzen Sie aufrecht* auf einem Stuhl, die Füße etwa in schulterbreitem Abstand flach auf dem Boden. Ziehen Sie den Bauchnabel ein, als sollte er die Wirbelsäule berühren. Die Stuhllehne stützt dabei den Rücken. Halten Sie die Spannung einige Sekunden. Wiederholen Sie die Übung mehrere Male.
- *Gegen Schmerzen* hilft der »Katzenbuckel«: Gehen Sie auf alle viere. Die Knie befinden sich unter den Hüften, die Hände in Schulterhöhe. Ziehen Sie beim Einatmen den Bauch ein und drücken Sie den Rücken nach oben, der Kopf hängt herunter. Die Spannung kurz halten, dann den Rücken gerade machen.

Woche 31

31. WOCHE

Im Uterus wird es immer enger, deshalb winkelt das Baby die Beine an oder streckt sie am Körper entlang zum Kopf. So fällt es schwer, seine Position anhand seiner Tritte zu bestimmen. Obwohl seine Fettpolster wachsen, sind Arme und Beine noch immer ziemlich dünn.

Gefühle, Gedanken und Wünsche

0 cm 10 cm 20 cm

Mein Körper

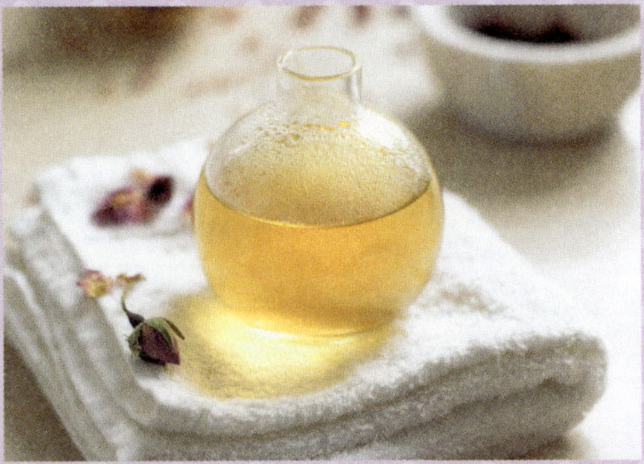

Bald ist es so weit

So kurz vorm Ziel kann ein wenig Angst vor der Geburt aufkommen. Daran ist auch der steigende Hormonspiegel schuld, der Ihre Gefühle beeinflusst. Konzentrieren Sie sich am besten darauf, dass Sie schon bald Ihr Baby im Arm halten.

Bereit zum Stillen

Ihre Brüste werden weiterhin größer und schwerer, vielleicht auch empfindlicher. Die sogenannten Montgomery-Drüsen auf der Brustwarze treten hervor. Vielleicht sondert die Brust schon Kolostrum ab, die erste Nahrung des Babys.

Vorsicht beim Training

Es ist anerkannt, dass mäßiger Sport in der Schwangerschaft gesund ist und Ihnen Kondition für die Geburt gibt. Jetzt sollten Sie allerdings einen Gang zurückschalten und den Sport auch einmal durch Spaziergänge ersetzen. Ein Stützgürtel verhindert, dass der Bauch dabei zu sehr schaukelt.

Nachtruhe

Wenn Sie nachts schwer zur Ruhe kommen, sind natürliche Hilfsmittel zu empfehlen. Sprechen Sie die Anwendung mit Arzt oder Hebamme ab. Eine Tasse Baldriantee vor dem Zubettgehen fördert den Schlaf. Oder probieren Sie ein warmes Bad mit ätherischen Ölen wie Lavendel oder Kamille.

Mein Baby

Voll funktionsfähig

Die Leber verarbeitet jetzt Abfallstoffe und die Nieren sind voll entwickelt. Eine teerartige schwarzgrüne Substanz, das Mekonium, füllt den Darm und wird nach der Geburt als erster Stuhlgang ausgeschieden.

Schutzmaßnahme

Antikörper aus Ihrem Blut gelangen durch die Plazenta zum Baby, um es in den ersten Wochen nach der Geburt vor Infektionen zu schützen.

MEINE GEWICHTSTABELLE:

Datum ....

Gewicht ....

Umfang ....

In der 31. Woche misst Ihr Baby etwa 41,1 cm vom Scheitel bis zur Ferse.

So bewältigen Sie *die Wehen*

Bereiten Sie sich auf die Wehen vor, indem Sie sich über alle Möglichkeiten zur Schmerzlinderung informieren. Je weniger Angst Sie vor den Wehen haben, desto besser wird Ihr Körper damit zurechtkommen. Oft können natürliche und medizinische Schmerzmittel auch kombiniert werden.

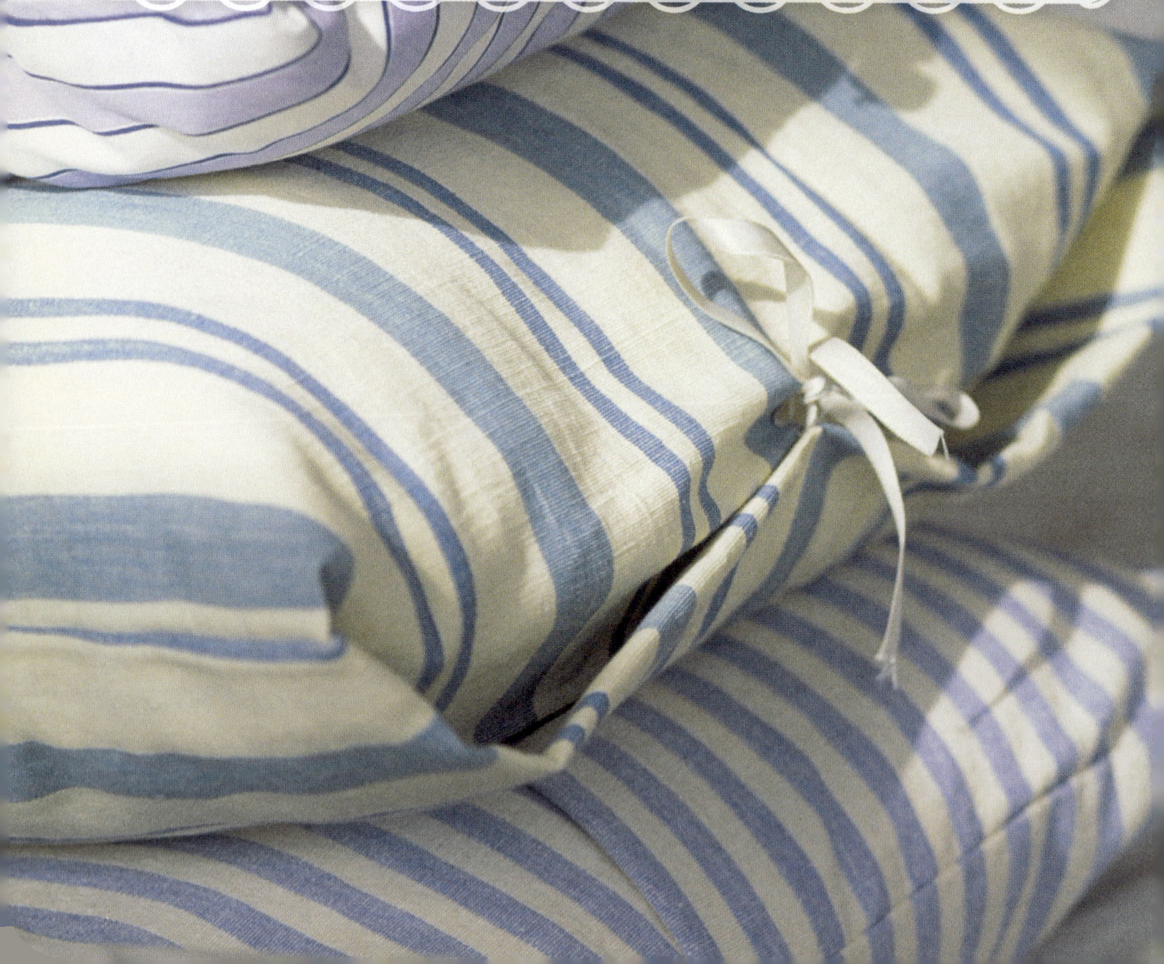

Natürliche Hilfen

Natürliche Mittel und Methoden der Schmerzbekämpfung haben viele Vorzüge und keine Nebenwirkungen.

Aktiv bleiben ist das erste Gebot. Durch Umhergehen und aufrechte Stellungen kann die Schwerkraft mithelfen, das Becken zu öffnen. Der Babykopf drückt gegen den Muttermund und bringt ihn so dazu, schneller zu verstreichen.

Konzentrieren Sie sich auf Ihre Atmung. Das hilft Ihnen, Ruhe zu bewahren.

Ein warmes Bad entspannt und lockert schmerzende, verkrampfte Muskeln. Im Wasser sind Sie durch den Auftrieb leichter und es besteht kein Druck auf das Becken.

Durch Massage werden Endorphine, die natürlichen Schmerzkiller, freigesetzt. Fester Druck hilft bei Schmerzen im unteren

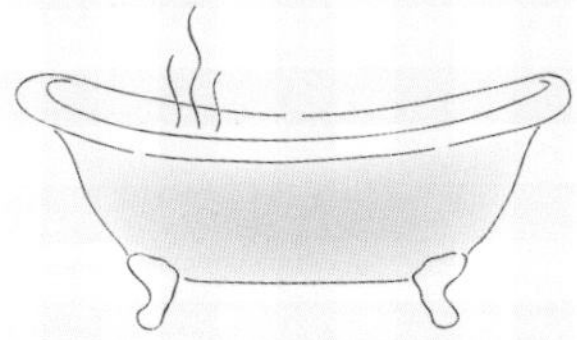

Rücken, eine Schultermassage entspannt Sie zwischen den Wehen.

Ein TENS-Gerät (transkutane elektrische Nervenstimulation) blockiert Schmerzsignale durch elektrische Impulse. Dies kann zu Beginn der Wehen hilfreich sein.

Bei einer Hypnogeburt werden einfache Methoden der Selbsthypnose mit Visualisierung und Entspannung kombiniert, um auf diese Weise Angstgefühle zu reduzieren.

Medizinische Wege

Ein Lachgas-Sauerstoff-Gemisch kann zu Beginn einer Wehe durch eine Maske eingeatmet werden, es dämpft den Schmerz. Da es allerdings vorübergehend Übelkeit und Benommenheit auslösen kann, wird es in Deutschland relativ selten oder nur auf Wunsch eingesetzt.

Zu den schmerzstillenden Medikamenten zählen krampflösende Mittel wie Buscopan, die intravenös oder als Zäpfchen, oder Opiate wie Tramal, die meist als Spritze in die Hüfte oder den Oberschenkel gegeben werden.

Bei einer Periduralanästhesie (PDA) wird ein lokales Anästhetikum in den Bereich zwischen Rückenmark und Wirbelsäule injiziert, das den Unterkörper betäubt, ohne Ihr Bewusstsein zu beeinträchtigen. Es kann regelmäßig nachgespritzt werden. Allerdings verspüren Sie dann auch keinen Pressdrang mehr, sondern müssen sich in der Austreibungsphase von der Hebamme anleiten lassen.

SCHMERZBEKÄMPFUNG *in jeder Wehenphase*

- *In der ersten Phase* genügt es meist, aktiv zu bleiben oder ein warmes Bad zu nehmen, es kann aber auch eine PDA gelegt oder ein Opiat gespritzt werden.
- *In der Übergangsphase* sind die Wehen sehr intensiv. Eine PDA kann jetzt nachgespritzt werden. Opiate sind nicht mehr einsetzbar, da die Geburt unmittelbar bevorsteht.
- *In der zweiten Phase* sind die Wehen lang und stark. Jetzt kann Lachgas hilfreich sein. Die dritte Phase, die Geburt der Plazenta, lässt sich meist ohne Medikamente bewältigen.

Woche 32

Gefühle, Gedanken und Wünsche

32. WOCHE

Das Baby nimmt nun bis zur Geburt jede Woche etwa 200 g zu. Es ist jetzt schon fast so groß wie bei der Geburt. Mit mehr Muskeln und Fettpolstern wirkt seine Haut nicht mehr so durchscheinend und die Blutgefäße darunter sind kaum noch sichtbar.

0 cm 10 cm 20 cm

Mein Körper

Schwellungen

Die Blutmenge in Ihrem Körper steigt weiter und beträgt bald fünf Liter. Im Gewebe kann sich Flüssigkeit einlagern und sogenannte Ödeme verursachen. Legen Sie sooft es geht die Füße hoch, damit sie nicht so stark anschwellen. Reichliches Trinken hilft, Flüssigkeit aus dem Gewebe zu spülen.

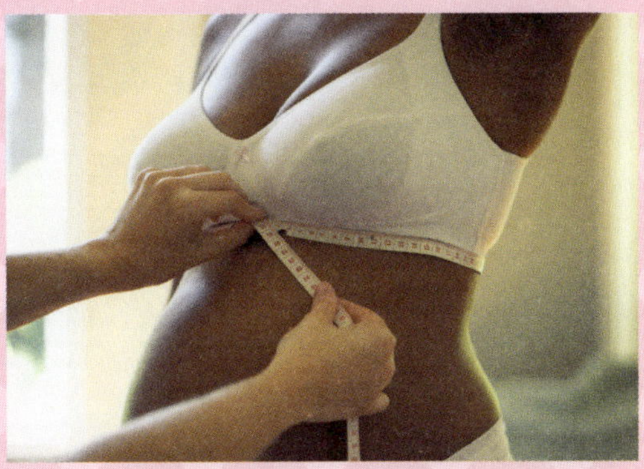

Herzflattern

Am Ende der Schwangerschaft sind Palpitationen, also ein schneller Herzschlag, nicht ungewöhnlich. Der Grund dafür sind die Veränderungen von Gewicht und Kreislauf. Oft gehen sie mit anderen Symptomen wie Schmerzen oder Kurzatmigkeit einher. Informieren Sie den Arzt oder die Hebamme, wenn Sie sich deswegen Sorgen machen.

Lohnende Investition

Gehen Sie in ein Fachgeschäft, wo man Ihre Maße nimmt, und kaufen Sie einen bequemen, passenden BH. Wenn Sie stillen wollen, benötigen Sie später mehrere Still-BHs. Sie lassen sich entweder vorne öffnen oder die Cups können einzeln aufgeknöpft werden. Achten Sie auf eine gute Stützfunktion, denn Ihre Brüste werden anschwellen, wenn die Milch einschießt.

Mein Baby

Muskeltraining

Der Muskeltonus des Babys wird immer stärker. Es kann seinen Kopf besser kontrollieren und seine Bewegungen werden fließender. Es bewegt sich im Uterus immer noch sehr oft, um seine Muskeln zu trainieren und zu kräftigen.

Fruchtwassermenge

Das Fruchtwasser, in dem das Baby während der Schwangerschaft geschwommen ist und gut geschützt war, erreicht in den nächsten Wochen größtes Volumen und reduziert sich dann allmählich bis zum Ende der Schwangerschaft.

MEINE GEWICHTSTABELLE:

Datum ....

Gewicht ....

Umfang ....

In der 32. Woche misst Ihr Baby etwa 42,4 cm vom Scheitel bis zur Ferse.

30 cm 40 cm 50 cm

Gedanken zur Geburt

Da der große Tag immer näher rückt, sollten Sie darüber nachdenken, was Sie noch tun könnten, um möglichst gut darauf vorbereitet zu sein. Sparen Sie Kraft für die Wehen, indem Sie sooft es geht die Füße hochlegen und sich ausruhen. Entspannung hilft gegen Angst und Aufregung und bringt Ihren Geist zur Ruhe. Üben Sie Ihre erlernten Atem- und Visualisierungstechniken und überlegen Sie sich, welche Wehenpositionen Sie gerne ausprobieren möchten. Das Gefühl, mental und körperlich optimal auf die Geburt vorbereitet zu sein, hilft Ihnen, die Wehen anzunehmen und sich auf Ihr Baby zu freuen.

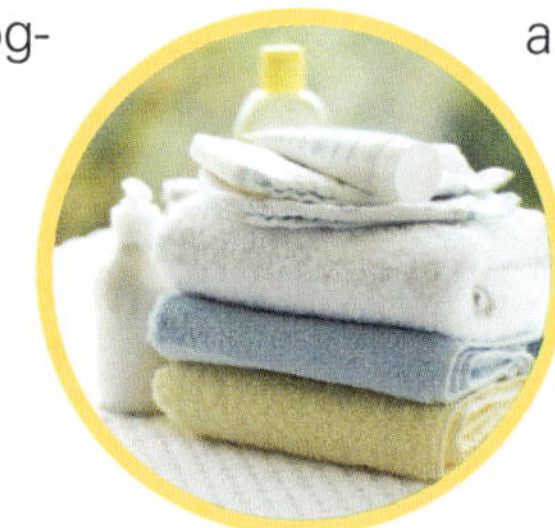

Falls Sie eine Hausgeburt planen, besprechen Sie mit der Hebamme, was Sie dafür organisieren müssen, etwa Handtücher oder Decken. Eventuell besteht sogar die Möglichkeit, ein tragbares Geburtsbecken zu mieten.

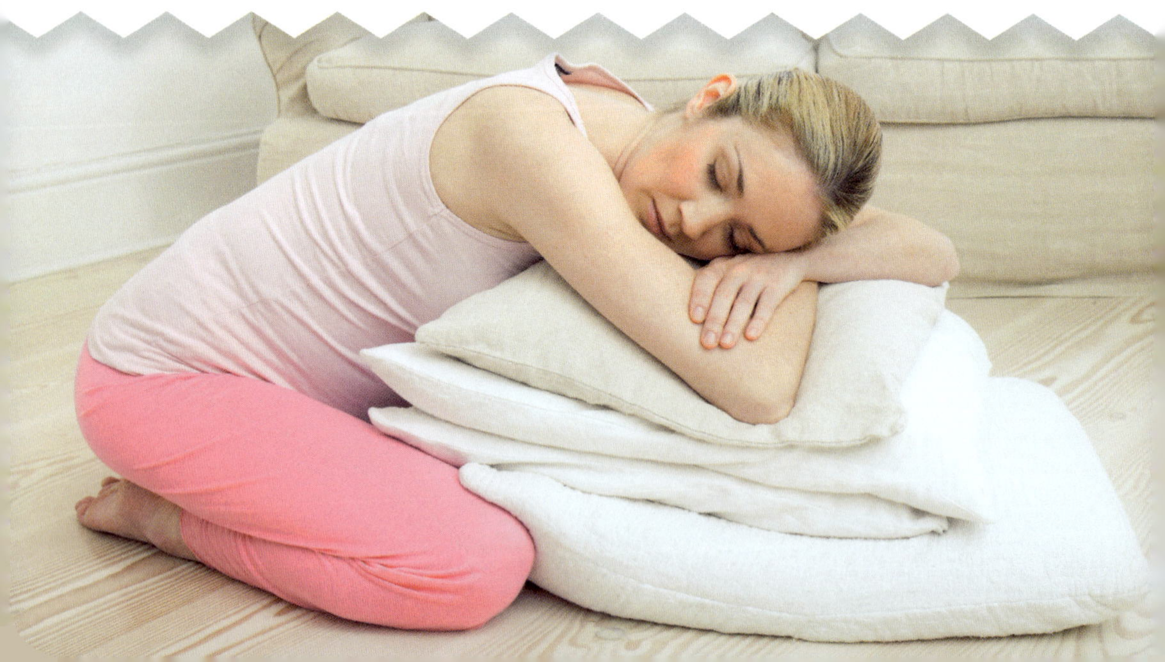

Meine Gedanken und Gefühle zur Geburt ....

....

....

....

....

....

....

So bereite ich mich auf die Geburt vor................................

....

....

....

....

....

....

Woche 33

33. WOCHE

Das Baby dreht sich mit dem Kopf nach unten. Das Kinn an die Brust gedrückt ist es nun bereit für den Weg durch den Geburtskanal. Die Fingernägel sind bis zu den Fingerspitzen hochgewachsen, aber durch das Fruchtwasser sind sie noch weich und biegsam.

Gefühle, Gedanken und Wünsche

....

....

....

....

Mein Körper

Aufwärmübungen

Der Uterus bereitet sich durch Übungswehen, sogenannte Braxton-Hicks-Kontraktionen, auf die Geburt vor. Bei manchen Frauen sind sie recht stark und werden bis zum Beginn der eigentlichen Wehen immer häufiger, andere bemerken sie kaum.

Bequemes Workout

Wenn Sie jetzt sportlich aktiv sind, brauchen Sie komfortable Kleidung, die sich Ihrer Körperform anpasst und Sie nicht einengt. Waren Jogginghosen bis vor kurzem noch okay, können sie jetzt unangenehm in den Bauch einschneiden. Spezielle Sportkleidung für Schwangere gibt Ihnen die nötige Bequemlichkeit. Wichtig ist auch ein Sport-BH mit guter Stützfunktion, damit das Brustgewebe nicht verletzt wird.

Ernährungstipps

Ballaststoffe halten jetzt Ihr Verdauungssystem in Schwung. Essen Sie deshalb viel Vollkornprodukte, Obst und Gemüse. Calcium ist wichtig für die Knochen des Babys, besonders viel davon benötigt es im letzten Trimester. Damit es nicht Ihre eigenen Calciumreserven aufbraucht, sollten Sie täglich etwa 800 mg zu sich nehmen. Gute Quellen für Calcium sind Milchprodukte, Samen und Nüsse, Trockenobst und Blattgemüse.

0 cm 10 cm 20 cm

....

....

....

....

Juckreiz

Ihre Haut hat sich extrem gedehnt und juckt daher immer stärker. Um sie geschmeidig zu halten und den Juckreiz zu lindern, sollten Sie sie täglich eincremen und viel Wasser trinken. Juckt es besonders stark, informieren Sie Arzt oder Hebamme, denn dies kann auf eine Lebererkrankung hinweisen.

MEINE GEWICHTSTABELLE:

Datum ....

Gewicht ....

Umfang ....

Mein Baby

Gesichtsausdruck

Ultraschall-Scans belegen, dass ein Baby im Uterus verschiedene Gesichtsausdrücke zeigt – vielleicht als Reaktion auf äußere Reize oder ein Gefühl. Es runzelt die Stirn, streckt die Zunge heraus und scheint sogar zu lächeln. Bewusst lächeln können Babys allerdings erst sechs Wochen nach der Geburt.

In der 33. Woche misst Ihr Baby etwa 43,7 cm vom Scheitel bis zur Ferse.

30 cm 40 cm 50 cm

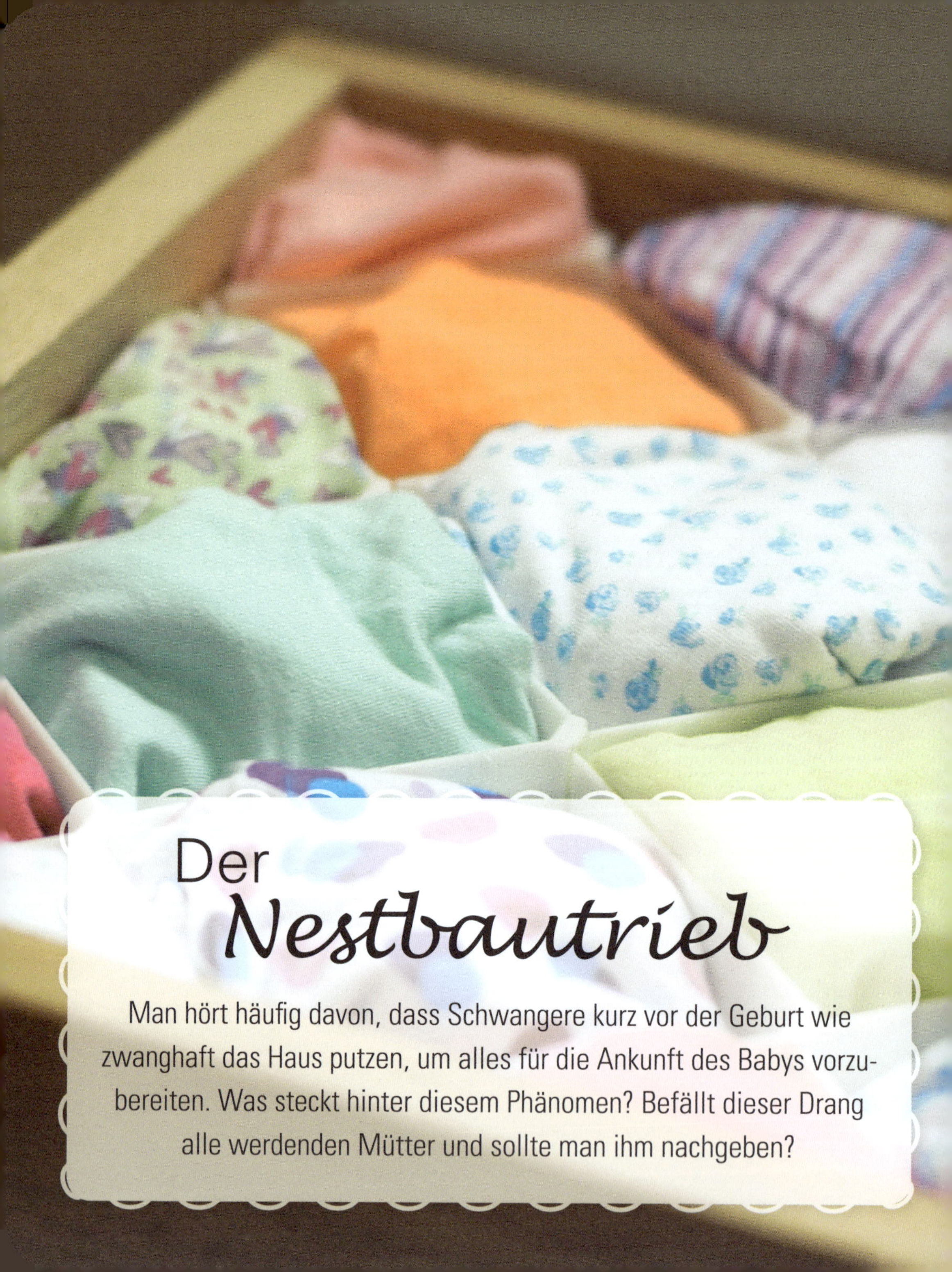

Der *Nestbautrieb*

Man hört häufig davon, dass Schwangere kurz vor der Geburt wie zwanghaft das Haus putzen, um alles für die Ankunft des Babys vorzubereiten. Was steckt hinter diesem Phänomen? Befällt dieser Drang alle werdenden Mütter und sollte man ihm nachgeben?

Ein Nest bauen

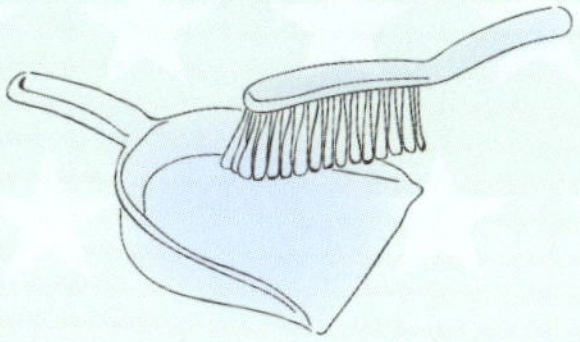

Der Nestbautrieb setzt oft schon im fünften Schwangerschaftsmonat ein als Wunsch, alles in Ordnung zu bringen, bevor das Baby kommt. Oft trifft er mit dem sprichwörtlichen Energieschub zusammen, wenn Übelkeit und Erschöpfung verschwinden und der perfekte Zeitpunkt gekommen ist, um alles für die Geburt und die Zeit mit dem Baby vorzubereiten.

Mit dem Eintritt ins dritte Trimester kann sich dieses Bedürfnis noch verstärken. Sie putzen wie besessen den Herd, wischen Schränke ab, scheuern die Fußböden, wischen Staub, kochen, organisieren und tun alles, damit das ganze Haus tipptopp wird. Dieser Drang ist ein gut dokumentiertes Anzeichen dafür, dass die Geburt bald beginnt. Wenn Sie also kurz vor dem Termin solche Anwandlungen haben, rufen Sie am besten die Hebamme an und sprechen Sie mit ihr über die ersten Vorboten der Geburt. Sie wird Ihnen wahrscheinlich vorschlagen, etwas Nahrhaftes zu essen und auszuruhen, um Energie zu sammeln.

Sollten Sie bei sich keinen Nestbautrieb bemerken, ist das kein Grund zur Sorge. Er tritt nicht bei allen Frauen auf und ist kein Merkmal für Ihre Fähigkeiten als Mutter.

Was verursacht den Nestbautrieb?

Man nimmt an, dass bestimmte Hormone dieses Bedürfnis auslösen. Oxytocin sorgt für die mütterliche Bindung zum Baby und Prolaktin für den Wunsch, ein gemütliches Nest zu bauen. Aber auch erlerntes Verhalten spielt dabei eine Rolle, denn werdende Väter und zukünftige Adoptivmütter können diesem Drang genauso erliegen.

Der Nestbautrieb befähigt schwangere Frauen, eine ruhige und kontrollierte Umgebung in einer Zeit zu schaffen, in der sie andere Faktoren wie körperliche Veränderungen und die bevorstehende Geburt nicht kontrollieren können. Es beruhigt sie, die Umgebung in Ordnung zu bringen, bevor das Chaos einsetzt. So wird weniger Adrenalin ausgeschüttet, das die Freisetzung des wehenauslösenden Oxytocins hemmen würde. Auf diese Weise sorgt der Nestbautrieb dafür, dass die Geburt planmäßig beginnen kann.

VORSICHTS*maßnahmen*

- ***Als passionierte Heimwerkerin*** sollten Sie jetzt Ihren gesunden Menschenverstand einsetzen und nicht mehr auf Leitern steigen oder sich längere Zeit bücken.
- ***Kein Kontakt mehr*** zu Farben auf Ölbasis, Terpentin und Pinselreinigern. Lassen Sie Ihren Partner die Malerarbeiten übernehmen und sorgen Sie dafür, dass alle Räume gut belüftet werden.
- ***Schwere Lasten meiden.*** Jemand anderes soll die Schwerarbeit machen. Sie tragen nur noch leichte Sachen.

Woche 34

Gefühle, Gedanken und Wünsche

34. WOCHE

Die Lage, die Ihr Baby jetzt eingenommen hat – hoffentlich mit dem Kopf nach unten – wird es wahrscheinlich beibehalten, sofern dies Ihre erste Schwangerschaft ist. Sein Verdauungstrakt funktioniert und könnte Nahrung verarbeiten, wenn es jetzt schon zur Welt käme.

0 cm

10 cm

20 cm

Mein Körper

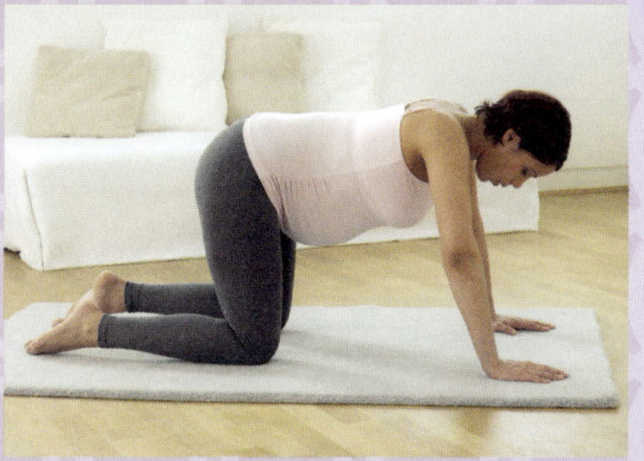

Dammmassage

Beginnen Sie jetzt, den Bereich zwischen Vagina und After (Perineum oder Damm genannt) zu massieren, um ihn für die Geburt geschmeidig zu machen. So lässt sich eventuell ein Dammriss oder -schnitt (Episiotomie) vermeiden. Massieren Sie den Bereich mit den Daumen und etwas Olivenöl. Dehnen Sie dabei auch sanft den Scheidenausgang.

Energieversorgung

Ihr Körper und das Baby benötigen jetzt eine besonders nährstoffreiche Ernährung. Greifen Sie aber nicht zu Snacks, die außer Kalorien nichts enthalten. Nehmen Sie stattdessen gesunde, ausgewogene Mahlzeiten und kleine, nahrhafte Speisen zu sich, die Sie mit allen wichtigen Nährstoffen versorgen. Getrocknetes und frisches Obst, Vollkornbrot mit Erdnussbutter, Käse oder Gemüsesticks mit Hummus-Dip schmecken köstlich und liefern genug Energie, um Sie den ganzen Tag über in Schwung zu halten.

Positionierhilfe

So helfen Sie dem Baby, sich kopfunter in Position zu bringen: Auf allen vieren knien, die Hüften von einer Seite zur anderen bewegen. Mit leicht gespreizten Beinen auf den Geburtsball setzen und das Becken schaukeln oder vornüber gebeugt auf einem Kissenberg oder einem Stuhl ruhen.

Teezubereitung

Himbeerblättertee soll die Uterusmuskeln stärken. Das macht die Kontraktionen effizienter und verkürzt die Wehen. Trinken Sie den Tee – in Absprache mit Hebamme oder Arzt – am besten ab der 37. Woche, keinesfalls vor der 34. Woche.

Mein Baby

Bewegungsraum

Das Baby hat nicht mehr viel Platz, seine Bewegungen werden langsamer. Es ist nicht mehr so oft, aber nach wie vor regelmäßig aktiv.

MEINE GEWICHTSTABELLE:

Datum ....

Gewicht ....

Umfang ....

In der 34. Woche misst Ihr Baby etwa 45 cm vom Scheitel bis zur Ferse.

30 cm 40 cm 50 cm

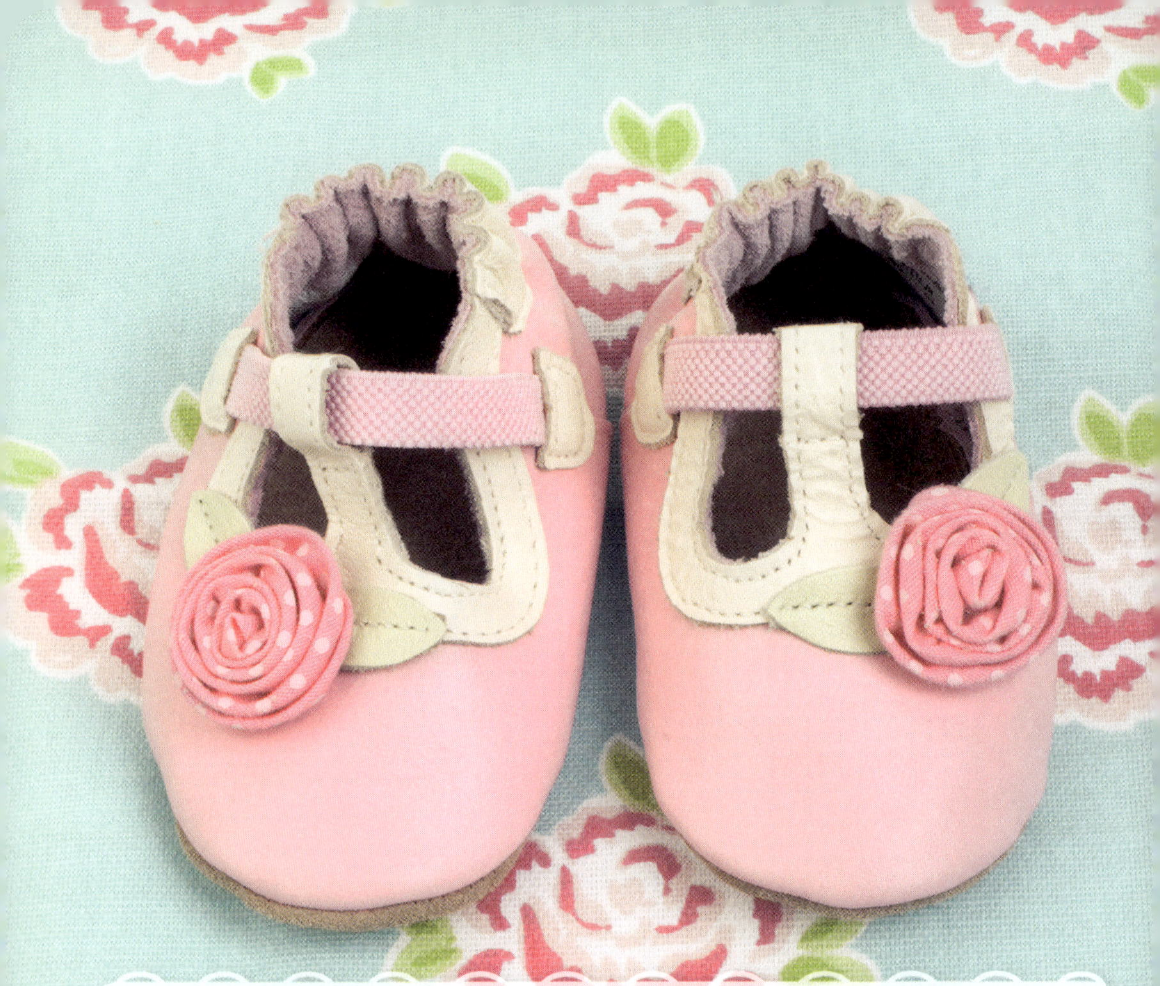

Jetzt beginnt der Mutterschutz

Der Beginn der Mutterschutzzeit führt Ihnen deutlich vor Augen, dass sich Ihr Leben bald gründlich verändern wird, egal ob Sie gleich anschließend wieder arbeiten gehen oder Elternzeit nehmen möchten. Viele Frauen sehen dieser Zeit mit gemischten Gefühlen entgegen.

Die Arbeit abgeben

Vielleicht haben Sie sich schon auf den Tag gefreut, an dem Sie mit dem Arbeiten aufhören und daheim die Füße hochlegen können. Doch jetzt, da er ganz nahe ist, bekommen Sie plötzlich Angst, den Anschluss zu verlieren, weil man Sie nicht mehr in Gespräche über zukünftige Planungen einbezieht. Falls Sie vorhaben, nach dem Mutterschutz in den Beruf zurückzukehren, sollten Sie Ihre Pläne und Absichten ganz deutlich machen, um Spekulationen der Kollegen über die Verlässlichkeit Ihrer Aussagen zu unterbinden.

Vielleicht werden Sie die täglichen Gespräche vermissen und sich fragen, wie Sie ohne den gewohnten Berufsalltag zurechtkommen sollen. Sicher müssen Sie sich erst daran gewöhnen, dass Sie sich morgens nicht mehr fürs Büro fertig

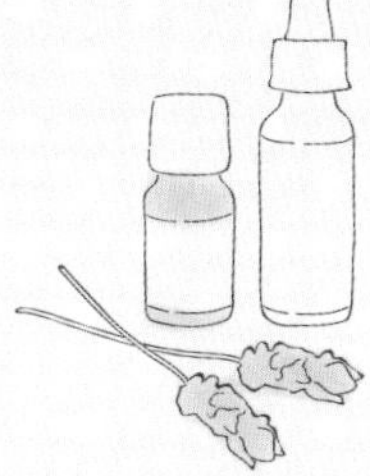

zu machen brauchen, aber Sie werden bald eine neue Routine entwickeln, denn es gibt auch außerhalb des Berufs genügend andere Dinge zu erledigen.

Das Beste daraus machen

Der Hauptzweck der Mutterschutzzeit vor der Geburt ist, dass Sie sich ausruhen sollen. Aber daneben gibt es auch noch einiges zu organisieren, sodass Ihnen mit Sicherheit nicht langweilig wird.

Zum Beispiel sollten Sie dafür sorgen, dass alles für die Geburt bereit ist. Haben Sie Ihre Tasche fürs Krankenhaus schon gepackt und eine Liste der Personen erstellt, die Sie nach der Geburt kontaktieren möchten?

Kochen Sie Mahlzeiten auf Vorrat und frieren Sie sie ein. In den Wochen nach der Geburt werden Sie oft nicht die Zeit oder Energie haben, sich an den Herd zu stellen. Listen Sie auf, was Sie schon alles für das Baby gekauft haben. Ist genügend Kleidung für die ersten Wochen vorhanden? Ist das Zubehör vollständig, das Sie zum Füttern oder Stillen brauchen werden?

Verabreden Sie sich mit Ihren Freunden oder Verwandten zum Mittagessen oder auf einen Spaziergang im Park. Nutzen Sie die Zeit, um sich mit Personen zu treffen, die Sie schon länger nicht mehr gesehen haben. Nach der Geburt des Babys wird dies eine Zeit lang deutlich schwieriger sein.

WIE STEHEN DIE *Finanzen?*

- *Stellen Sie einen Budgetplan* auf der Grundlage Ihres Mutterschaftsgeldes auf. Es fühlt sich besser an, wenn man weiß, was man sich noch leisten kann und was nicht.
- *Finden Sie heraus,* an welchen Stellen sich Geld sparen lässt.
- *Sprechen Sie* mit Ihrem Partner über die finanzielle Situation während der Mutterschutz- und Elternzeit. Werden Sie über einen längeren Zeitraum mit nur einem vollen Gehalt und der staatlichen Hilfe auskommen oder gibt es einen Zeitpunkt, an dem Sie aus finanziellen Gründen in den Beruf zurückkehren müssen?

Woche 35

Gefühle, Gedanken und Wünsche

35. WOCHE

Ihr Baby wiegt jetzt etwa 2,4 kg. Die Plazenta wächst nicht mehr weiter, sie wird dünner und flacher. Aber sie schützt das Baby noch immer vor schädlichen Substanzen und liefert ihm alles, was es zu seinem Wachsen und Gedeihen benötigt.

0 cm 10 cm 20 cm

Mein Körper

Der Fundusstand

Ihr Uterus ist jetzt so groß wie eine Melone und wächst noch weiter. Der obere Rand, Fundus genannt, liegt etwa 15 cm über dem Nabel. Bei den Vorsorgeuntersuchungen ertasten Arzt oder Hebamme den Fundusstand, um die Größe des Babys abzuschätzen.

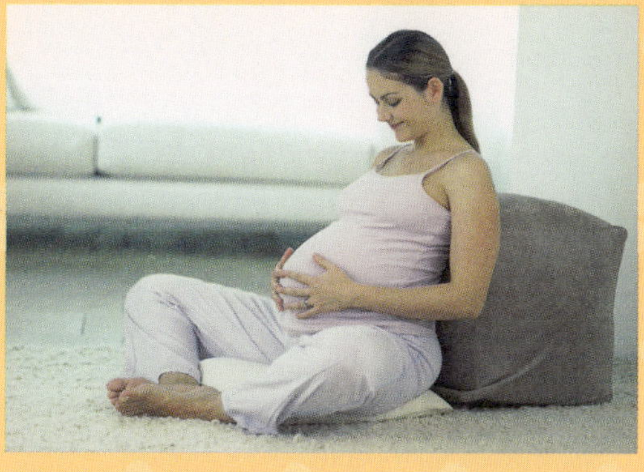

Langsam zum Ziel

Der typische Watschelgang, den Sie als Hochschwangere vermutlich jetzt haben, verstärkt sich noch, wenn das Baby tiefer ins Becken rutscht. Einfache Aufgaben wie Schuhe zubinden oder vom Sofa aufstehen lassen sich nicht mehr ohne Weiteres bewältigen. Akzeptieren Sie einfach, dass jetzt alles etwas langsamer geht.

Jetzt noch Sport?

Ruhe ist in den letzten Wochen am wichtigsten, aber dazwischen sollten auch Phasen der Aktivität liegen. Leichte Bewegung erhält Ihre Ausdauer und Muskelspannung und ein trainierter Körper erholt sich nach der Geburt schneller. Walking und Schwimmen sind zum jetzigen Zeitpunkt ideal. Hören Sie dabei auf Ihren Körper und überanstrengen Sie sich nicht.

Mein Baby

Alles im Blick

Die Augenbewegungen des Babys sind koordinierter und es zwinkert häufig. Seine Pupillen verengen sich, wenn Licht durch die Gebärmutterwand scheint. Es kann besser fokussieren, weil sich der Sehnerv immer weiter ausbildet – ein Prozess, der sich auch nach der Geburt fortsetzt.

Saugen? Kein Problem!

Der Saugreflex hat sich schon vorher entwickelt, aber jetzt besitzt das Baby auch die nötige Koordination, um problemlos saugen zu können. Nach der Geburt hilft ihm der Suchreflex, Ihre Brustwarze zu finden.

MEINE GEWICHTSTABELLE:

Datum ....

Gewicht ....

Umfang ....

In der 35. Woche misst Ihr Baby etwa 46,2 cm vom Scheitel bis zur Ferse.

30 cm 40 cm 50 cm

Alles über *Windeln*

Bei der Wahl der geeigneten Windel sind überraschend viele Aspekte zu berücksichtigen. Welche Vor- und Nachteile haben die unterschiedlichen Arten, welche Größe brauchen Sie und was kosten sie? Egal wie Sie sich entscheiden: Legen Sie sich auf jeden Fall einen größeren Vorrat davon zu.

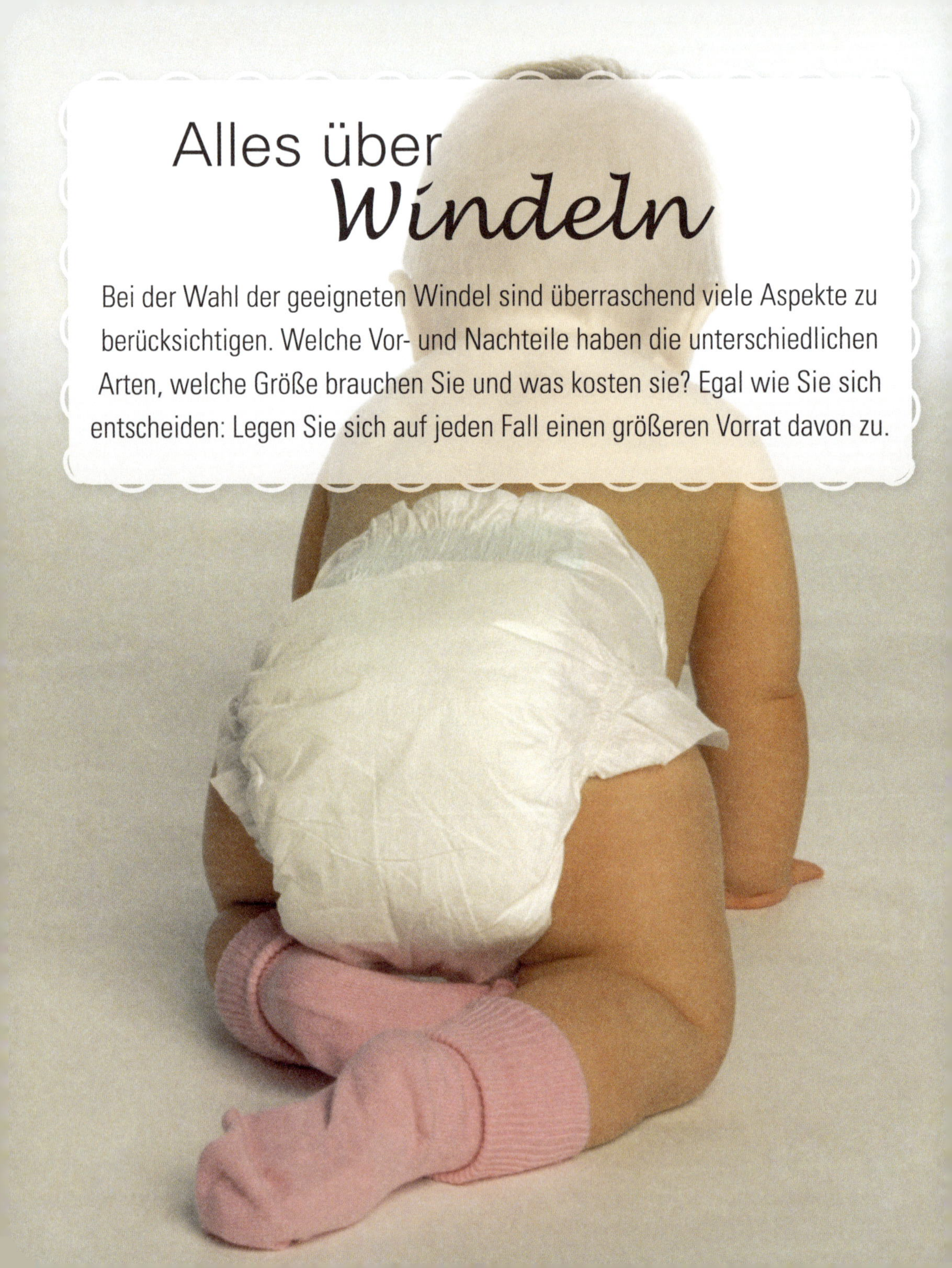

Wegwerfwindeln

Sie sind zweifellos die bequemste Windelsorte: extrem saugfähig (oft bleibt das Baby die ganze Nacht über trocken), überall erhältlich und einfach anzulegen. Chemikalien in der Windel werden zu Gel, wenn sie nass werden. So halten Sie die Feuchtigkeit von der Haut fern und das Baby wird seltener wund. Allerdings sind Wegwerfwindeln nicht sehr umweltfreundlich. Es kann 200 Jahre dauern, ehe sie verrottet sind. Da jedes Baby Hunderte von schmutzigen Windeln pro Jahr produziert, ist das zusammengenommen ein immenser Müllberg. Außerdem sind Wegwerfwindeln am teuersten.

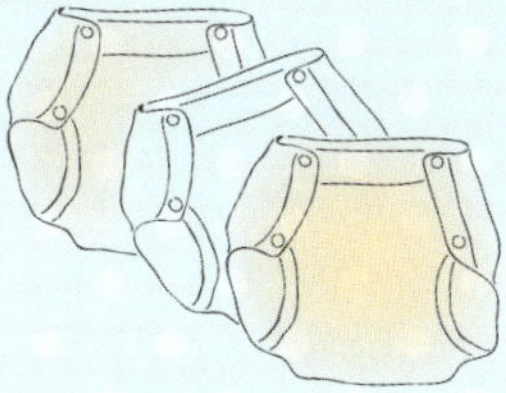

Mehrwegwindeln

Dieses Modell hat sich seit den Zeiten, in denen Mulltücher mit Sicherheitsnadeln befestigt wurden, stark gewandelt. Heute präsentiert es sich im modernen Design, mit Klettverschlüssen, einer wasserdichten Außenbeschichtung und auswechselbaren Einlagen, sodass nicht jedesmal die komplette Windel gewechselt werden muss. Das Beschaffen der Grundausstattung ist zwar etwas teurer, aber auf lange Sicht sind diese Windeln billiger als andere. Zudem können sie beim nächsten Kind wiederverwendet werden. Allerdings müssen Sie sie waschen und trocknen.

Biologisch abbaubare Windeln

Ein guter Kompromiss sind kompostierbare Wegwerfwindeln. Sie kommen ohne Chemikalien und Bleichmittel aus, stattdessen saugt ein Baumwollpolster die Nässe auf. Sie sind zwar nicht so saugfähig und auch etwas teurer als andere Wegwerfwindeln, werden aber innerhalb von 50 Jahren biologisch abgebaut.

DIE *Umwelt schonen*

- *Wegwerfwindeln* vergrößern den Müllberg enorm, doch dafür wird für das Waschen und Trocknen von Mehrwegwindeln mehr Energie benötigt. Beide Arten von Windeln wirken sich also auf die Umwelt aus.

- *Mehrwegwindeln* können eventuell auch bei niedrigeren Temperaturen gewaschen und an der Wäscheleine statt im Trockner getrocknet werden. Verwenden Sie Einlagen, die biologisch abbaubar sind.

- *Wegwerfwindeln* sollten nur gewechselt werden, wenn es nötig ist. Kaufen Sie möglichst umweltfreundliche Produkte.

- *Eine Mischung* aus verschiedenen Windelsorten ist ein guter Kompromiss. So können Sie tagsüber Mehrwegwindeln benutzen und nachts Wegwerfwindeln. Oder Sie mixen normale und umweltfreundliche Wegwerfwindeln, wobei Sie die weniger saugfähigen Öko-Windeln tagsüber verwenden.

Woche 36

Gefühle, Gedanken und Wünsche

36. WOCHE

Der Kopf des Babys rutscht tiefer ins Becken. Sein Gesicht wirkt jetzt fülliger, sein Hals ist dicker geworden und wirkt im Vergleich zum Kopf besser proportioniert. Langsam wird es ihm eng im Bauch, deshalb legt es seine Arme und Beine eng an den Körper an.

0 cm 10 cm 20 cm

Mein Körper

Der wichtigste Aspekt

In den letzten Wochen vor der Geburt herrschen gemischte Gefühle vor. Zur Aufregung gesellen sich Angst und Sorgen wegen der Wehen. Vielleicht sind Sie auch etwas panisch, ob auch wirklich alles für die Ankunft des Babys bereit ist. Sie sind so beschäftigt, dass Sie den wichtigsten Aspekt völlig außer Acht lassen: Sie werden Eltern! Befassen Sie sich möglichst oft mit dieser erstaunlichen Tatsache. Denken Sie darüber nach, wie sich Ihre Gefühle gegenüber dem Ungeborenen im Lauf der letzten neun Monate entwickelt haben. Staunen Sie darüber, wie sich Ihr Leben jetzt schon so sehr verändert hat, und bereiten Sie sich mental auf das vor, was bald auf Sie zukommen wird.

Herrliches Nass

Sofern Sie keine Schmerzen im Beckenbereich haben, ist Schwimmen in dieser Phase der Schwangerschaft der ideale Zeitvertreib. Leichtes Training lässt sich dabei prima mit Entspannung kombinieren, denn das Wasser trägt Ihr ganzes Gewicht. Schwimmen Sie ein paar Bahnen und legen Sie sich dann auf ein Schwimmbrett und genießen Sie die Zeit im Wasser. Bestimmt werden auch in Ihrer Nähe Schwimmkurse für Schwangere angeboten.

Positives Denken

Die Technik der positiven Visualisierung kann Ihnen während der Geburt gute Dienste leisten. Stellen Sie sich die Wehen als Wellen vor, die das Baby mit Hilfe der Uterusmuskeln aus dem Geburtskanal spülen. In einem Hypnogeburtskurs können Sie lernen, wie man diese Technik wirkungsvoll einsetzt.

MEINE GEWICHTSTABELLE:

Datum ....

Gewicht ....

Umfang ....

Mein Baby

Augenfarbe

Die Augenfarbe des Babys wird durch die Gene festgelegt. Trotzdem wird es nach der Geburt eine gewisse Zeit dauern, bevor die Augen ihre endgültige Farbe annehmen. Die meisten hellhäutigen Babys werden mit blauen Augen geboren, dunkelhäutige dagegen eher mit dunkelgrauen oder braunen Augen. Die Farbe ändert sich in den folgenden Monaten und steht erst mit etwa einem Jahr fest.

Schnelle Reaktion

Das Baby wird mit etwa siebzig Reflexen geboren, die sein Überleben sichern sollen. Viele sind heutzutage unnütz, bieten aber interessante Einblicke in die menschliche Evolution. Andere – wie der Saugreflex – sind heute noch wichtig. Gesunde Reflexe zeigen, dass das Nervensystem richtig funktioniert.

In der 36. Woche misst Ihr Baby etwa 47,4 cm vom Scheitel bis zur Ferse.

30 cm 40 cm 50 cm

Vorsorgetermine

In der letzten Phase der Schwangerschaft werden Sie häufiger zu Vorsorgeuntersuchungen beim Arzt oder bei der Hebamme gebeten. Ab der 32. Woche bis zur Geburt beträgt der Abstand zwischen den Terminen nur noch zwei Wochen. Bei einer Risikoschwangerschaft kann die Überwachung sogar noch engmaschiger sein.

Bei jedem Termin wird der Blutdruck gemessen und der Urin auf Eiweiß kontrolliert, denn das kann ein Anzeichen für Präeklampsie sein. Außerdem wird das Wachstum des Babys anhand der Größe Ihres Bauches geprüft. Falls Anlass zur Sorge besteht, schlägt man Ihnen weitere Untersuchungen und Ultraschall-Scans vor.

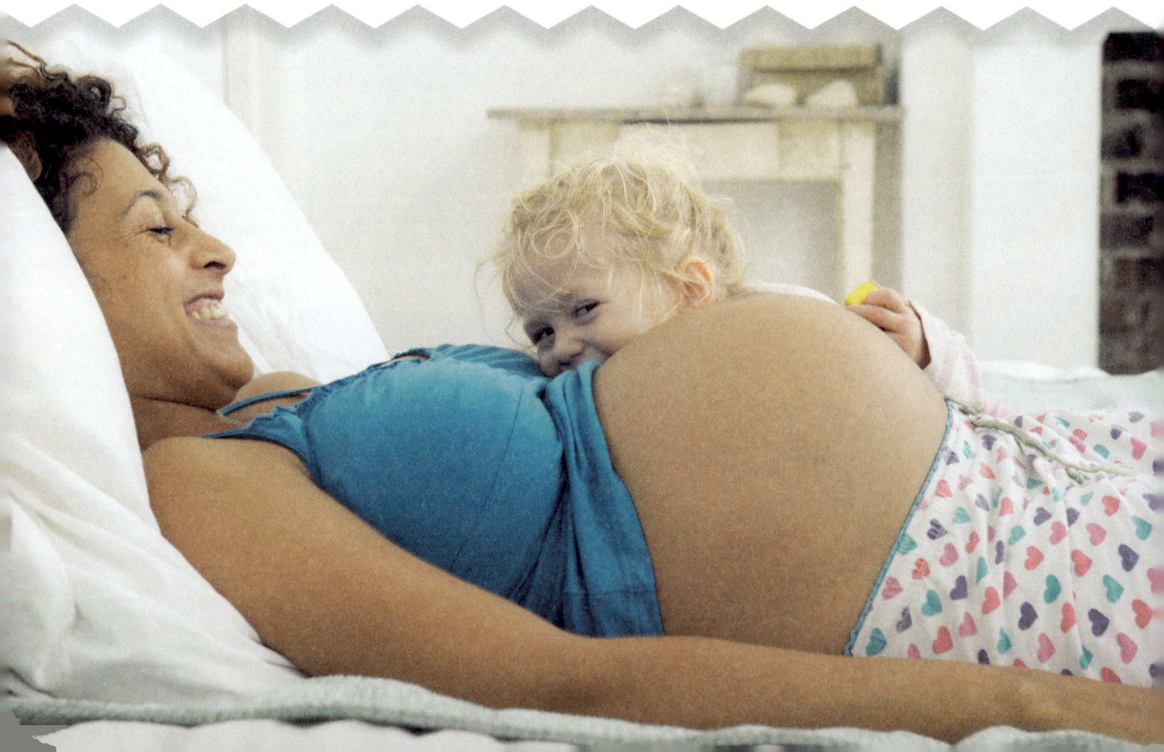

Was hat sich bei der Vorsorge geändert? ....

....

....

....

....

....

....

....

....

Wie beurteilen Arzt oder Hebamme ....
das Wachstum meines Babys?

....

....

....

....

Woche 37

37. WOCHE

Wenn der Kopf des Babys ins Becken rutscht, kann es die Beine wieder etwas mehr strecken. Ab dieser Woche gilt es als »klinisch reif«, das heißt, seine Körpersysteme sind so weit entwickelt, dass es außerhalb des Bauches gut überleben kann.

Gefühle, Gedanken und Wünsche

0 cm 10 cm 20 cm

Mein Körper

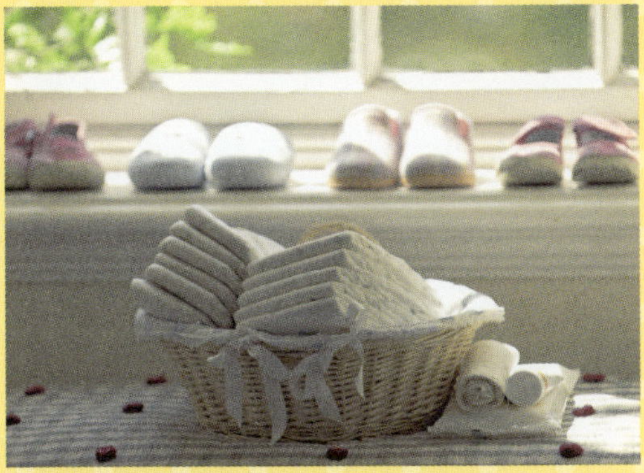

Entlastung

Wenn das Baby tiefer ins Becken rutscht, verringert sich der Druck auf Ihr Zwerchfell und das Atmen fällt Ihnen wieder etwas leichter. Dafür drückt es jetzt stärker auf andere Bereiche, zum Beispiel auf die Blase, sodass Sie häufiger zur Toilette gehen müssen.

Zusätzliche Kohlehydrate

Manche Sportler essen in den Tagen vor einem Wettkampf mehr Kohlehydrate als sonst, um ihre Muskeln mit Glykogen aufzuladen. Glykogen entsteht, wenn Kohlehydrate im Körper aufgespalten werden, und liefert ein Maximum an Energie. Sie können diese Technik auch als Schwangere kurz vor der Geburt anwenden: Essen Sie in der Woche vor dem errechneten Geburtstermin besonders viele stärkehaltige Produkte wie Brot, Cerealien, Reis, Nudeln und Kartoffeln.

Generalprobe

Üben Sie jetzt die Atemtechniken, die Sie bei der Geburt anwenden wollen. Beziehen Sie auch Ihren Partner mit ein, damit er Ihnen während der Wehen helfen kann, die richtige Technik einzusetzen.

Mein Baby

Rhythmuswechsel

Am Ende der Schwangerschaft verlangsamt sich der Herzschlag des Babys auf etwa 120–160 Schläge pro Minute. Ein plötzlicher Abfall deutet darauf hin, dass die Geburt unmittelbar bevorsteht.

Abstieg

Die Bewegung des Babys, durch die es mit dem Kopf tiefer ins Becken rutscht, kann ganz allmählich ablaufen. Der Arzt prüft, ob der Kopf oberhalb oder unterhalb des Beckenrandes liegt. Sind nur noch zwei Fünftel des Kopfes oberhalb des Schambeins zu ertasten, hat es sich »gesenkt«.

MEINE GEWICHTSTABELLE:

Datum ....

Gewicht ....

Umfang ....

In der 37. Woche misst Ihr Baby etwa 48,6 cm vom Scheitel bis zur Ferse.

30 cm 40 cm 50 cm

Erste Anzeichen für die *Geburt*

Kurz vor dem Geburtstermin werden Sie sich fragen, woran Sie merken, dass die Wehen begonnen haben. Es beruhigt zu wissen, worauf Sie achten müssen und welche Signale Sie ignorieren können, sodass noch genug Zeit bleibt, in die Klinik zu fahren oder die Hebamme anzurufen.

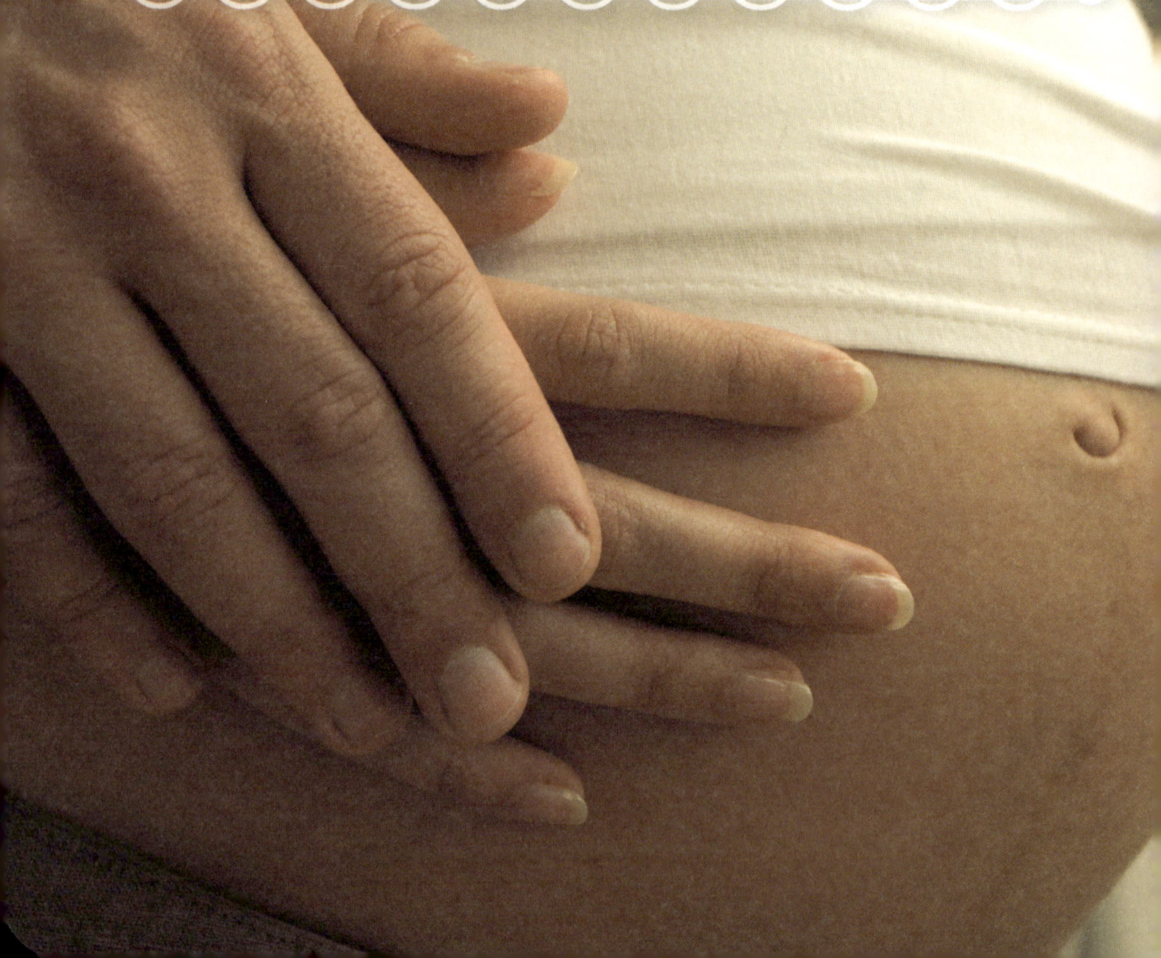

Falscher Alarm

In der ersten Schwangerschaft ist es besonders schwer zu erkennen, wann die Wehen begonnen haben. Wahrscheinlich spüren Sie schon seit einiger Zeit Braxton-Hicks-Kontraktionen. Diese können ziemlich stark sein und sind leicht mit Geburtswehen zu verwechseln. Allerdings hören diese Übungswehen jeweils wieder auf, während sich die Abstände zwischen echten Geburtswehen verkürzen und die Wehen außerdem immer intensiver werden.

Erste Anzeichen

Der Beginn der Wehen folgt keinem Schema, aber einige Symptome können erste Anzeichen dafür sein, dass es bald losgehen wird.

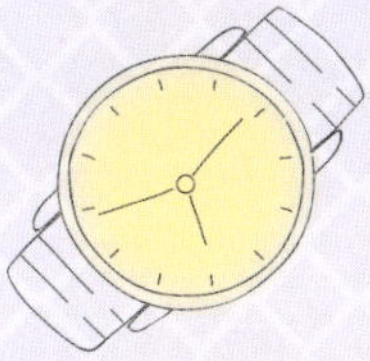

Als relativ unsichere Signale gelten dumpfe Rückenschmerzen, ein Druck im Becken- und Analbereich, menstruationsähnliche Krämpfe sowie verstärktes Sodbrennen und Blähungen.

Kurz vor der Geburt löst sich der Schleimpfropf, der die Zervix verschlossen hat, als blutiger Ausfluss. Man sagt, das Kind »zeichnet«. Ist dies von starken Kontraktionen begleitet, haben die Wehen bereits begonnen.

Die Fruchtblase kann platzen und das Fruchtwasser geht als Schwall oder tröpfchenweise ab. Meist geschieht das erst während der Geburt, manchmal aber auch kurz davor. Rufen Sie sofort den Arzt oder die Hebamme an, denn Ihr Baby hat dann keine schützende Membran mehr.

Das deutlichste Zeichen für den Geburtsbeginn sind immer regelmäßiger werdende Kontraktionen. Sie nehmen an Stärke, Länge und Intensität zu, die Abstände dazwischen werden immer kürzer. Dies bleibt auch so, wenn Sie Ihre Stellung wechseln. Sie beginnen hoch oben im Bauch und bewegen sich nach unten. So erweichen und verkürzen sie den Muttermund (Zervix), damit er sich öffnet. Die Hebamme prüft ihn, um festzustellen, ob die Geburt tatsächlich begonnen hat.

ZEIT FÜR *die Klinik?*

- *Bleiben Sie zu Hause,* solange es geht – dort haben Sie es wesentlich bequemer. Wenn Sie bereits in der Frühphase zur Klinik fahren, weist man Sie vielleicht sogar ab, bis die Geburt richtig im Gange ist.

- *Kommen die Wehen* regelmäßig alle fünf Minuten, ist es Zeit, sich auf den Weg zu machen. In diesem Stadium werden Sie vielleicht schon ein Mittel gegen die Schmerzen haben wollen. Die Hebammen helfen Ihnen dann und beraten Sie, was zu tun ist.

- *In der Klinik* bekommen Sie ein Bett in einem Wehenzimmer zugewiesen, sofern die Geburt eindeutig begonnen hat. Einige allgemeine Untersuchungen, etwa die Blutdruckmessung, werden durchgeführt und die Hebamme prüft, ob sich Ihr Muttermund (Zervix) schon geöffnet hat.

Woche 38

38. WOCHE

Nachdem es nun seine endgültige Position eingenommen hat, ist Ihr Baby bereit für die Geburt. Dank des Calciums, das es von Ihnen bekommt, erhärten sich jetzt seine Knochen. Dieser Prozess, den man Ossifikation nennt, findet zuerst an den Arm- und Beinknochen statt.

Gefühle, Gedanken und Wünsche

....

....

....

....

Mein Körper

Naschen erlaubt

Der Uterus drückt den Magen stark zusammen, sodass Sie wahrscheinlich nur noch kleine Portionen essen können. Um trotzdem die benötigten Kalorien aufzunehmen, dürfen Sie jetzt regelmäßig naschen – allerdings keine Süßigkeiten, sondern gesunde Snacks wie Trockenobst und Nüsse, Vollkornprodukte, frisches Obst und Gemüse.

Natürliche Wirkstoffe

Bachblüten sollen mit ihren Blütenessenzen Angst und Stress reduzieren und Ihnen dabei helfen, ruhig und konzentriert zu bleiben. Vor und während der Geburt sind die sogenannten Notfalltropfen besonders beliebt, mit denen viele Frauen positive Erfahrungen machen. Man gibt ein paar Tropfen davon auf die Zunge oder in ein Glas Wasser. Andere Mittel sind als Creme oder Spray erhältlich, sie werden direkt auf die Haut aufgetragen.

Wiederholt sich alles?

Wenn Ihre Mutter eine schwere Geburt hatte, sorgen Sie sich vielleicht, dass Ihnen das auch passiert. Das muss keineswegs der Fall sein. Selbst wenn Sie ähnliche Schwierigkeiten wie Ihre Mutter haben sollten, hat sich die Geburtshilfe im Lauf der Jahre stark verbessert und auftauchende Komplikationen werden heute oft ganz anders behandelt.

0 cm 10 cm 20 cm

....

....

....

....

Mein Baby

Festhalten

Das Baby kommt bereits mit einem Greifreflex zur Welt und wird Ihren Finger festhalten, wenn Sie ihn in seine Handfläche legen. Sein Griff ist so stark, dass es damit sein ganzes Gewicht tragen könnte – was Sie natürlich auf keinen Fall ausprobieren sollten! Wenn es seine Bewegungen nach einigen Monaten besser kontrollieren kann, geht dieser Reflex verloren.

Überlebenstraining

Das Baby folgt im Bauch einem geregelten Tagesablauf, den es – mit ein paar Änderungen – auch nach der Geburt beibehalten wird. Es trinkt Fruchtwasser, uriniert und schläft und übt damit schon alle wichtigen Aktivitäten, die sein Überleben nach der Geburt sichern werden.

MEINE GEWICHTSTABELLE:

Datum ....

Gewicht ....

Umfang ....

In der 38. Woche misst Ihr Baby etwa 49,8 cm vom Scheitel bis zur Ferse.

30 cm 40 cm 50 cm

Ist alles vorbereitet?

Sie haben Kleidung und die Ausstattung für Ihr Baby gekauft und Ihre Tasche für die Klinik gepackt. Überprüfen Sie ein letztes Mal, ob Sie auch nichts vergessen haben. Gehen Sie genau durch, was Sie für jede Aufgabe nach der Geburt brauchen werden.

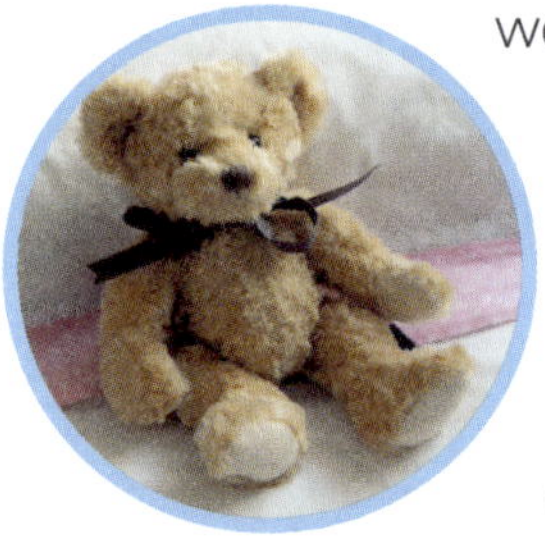

Jetzt ist auch der richtige Zeitpunkt, sich mit der Funktionsweise der Ausstattung vertraut zu machen. Haben Sie zum Beispiel schon versucht, den faltbaren Kinderwagen allein zusammenzuklappen, nachdem der Verkäufer im Laden es Ihnen gezeigt hat? Die nötigen Handgriffe werden bald zur Routine werden, aber am Anfang brauchen Sie oft mehrere Versuche, die Ihnen jetzt leichter fallen werden als später, wenn Sie dabei ein schreiendes Baby im Arm halten.

Verfallen Sie trotzdem nicht in unnötige Hektik. Natürlich ist es gut, alles schon zur Hand zu haben, aber die Geschäfte haben auch nach der Geburt geöffnet und Sie werden sicher herausfinden, wie alles funktioniert – mit oder ohne Babygeschrei im Hintergrund.

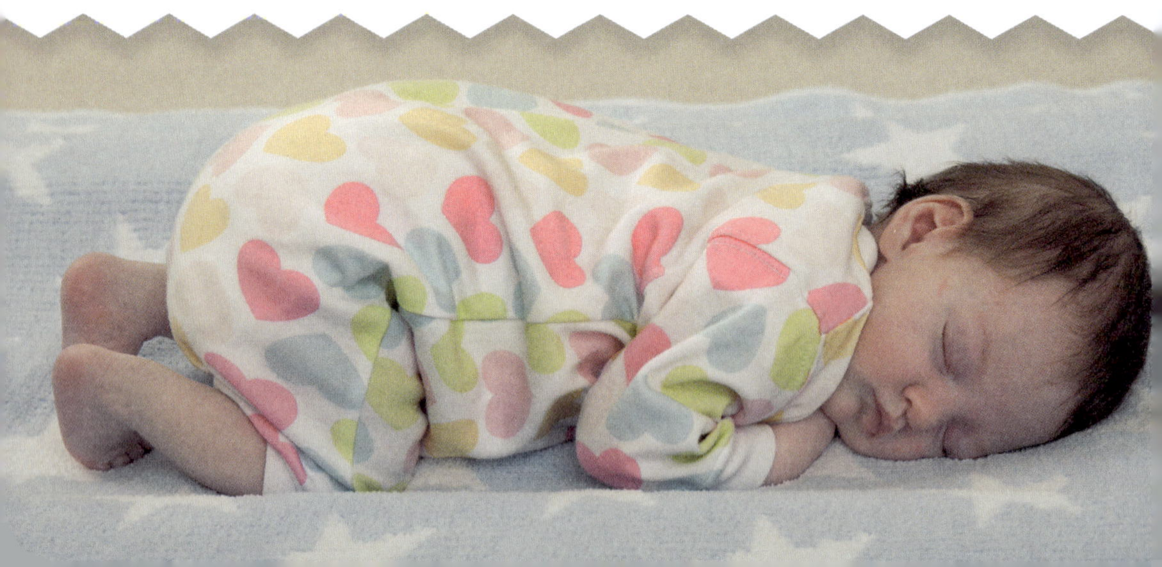

Haben wir alles, was wir brauchen?

Wickeln

- ◯ Windeln
- ◯ Reinigungstücher
- ◯ Wickelauflage
- ◯ Windelcreme

Waschen und Baden

- ◯ Babybadewanne
- ◯ Schwamm/Waschlappen
- ◯ Babyshampoo
- ◯ Handtücher
- ◯ Badetuch

Schlafen

- ◯ Babykorb
- ◯ Bettwäsche
- ◯ Weiche Decken
- ◯ Schlafsack

Flaschenfütterung

- ◯ 4–6 Flaschen
- ◯ Sauger für Neugeborene
- ◯ Formulamilch
- ◯ Flaschenbürste
- ◯ Sterilisator

Stillen

- ◯ Still-BHs
- ◯ Stilleinlagen
- ◯ Brustwarzencreme
- ◯ Pumpe zum Abpumpen
- ◯ Sterile Beutel oder Flaschen zum Aufbewahren der abgepumpten Milch

Transport

- ◯ Autositz
- ◯ Babytrage oder Tragetuch
- ◯ Buggy
- ◯ Decke
- ◯ Wickeltasche, gefüllt mit Windeln und Wickelzubehör

Kleidung

- ◯ 6–8 Bodys
- ◯ 6–8 Strampelanzüge
- ◯ 1–2 Pyjamas
- ◯ 1–2 Jäckchen
- ◯ Schneeanzug im Winter
- ◯ Fäustlinge
- ◯ Wollmütze im Winter
- ◯ Sonnenhut im Sommer

Weitere Ausstattung ....

....

....

....

Woche 39

Gefühle, Gedanken und Wünsche

39. WOCHE

Das Baby wiegt in dieser Woche etwa 3 kg und es nimmt weiterhin zu. Das durchschnittliche Geburtsgewicht liegt zwischen 2,5 und 4 kg. Durch die Fetteinlagerungen haben sich seine Wangen gerundet und sind zu typischen Baby-Pausbäckchen geworden.

0 cm 10 cm 20 cm

Mein Körper

Ausgelaugt

Wahrscheinlich fühlen Sie sich von der ganzen Schwangerschaft inzwischen ziemlich mitgenommen und fragen sich, wie Sie um alles in der Welt jetzt auch noch eine Geburt durchstehen sollen. Versuchen Sie gezielt, Energie zu sparen. Ruhen Sie sich aus, wenn Ihnen danach ist. Wenn Sie Lust auf Bewegung haben, gehen Sie spazieren oder schwimmen, denn dies verbessert auch die Schlafqualität. Essen Sie Kohlehydrate, damit der Blutzuckerspiegel stabil bleibt, sowie Produkte, die die beruhigende Aminosäure Tryptophan enthalten, etwa Nüsse, Samen, Eier und Milch.

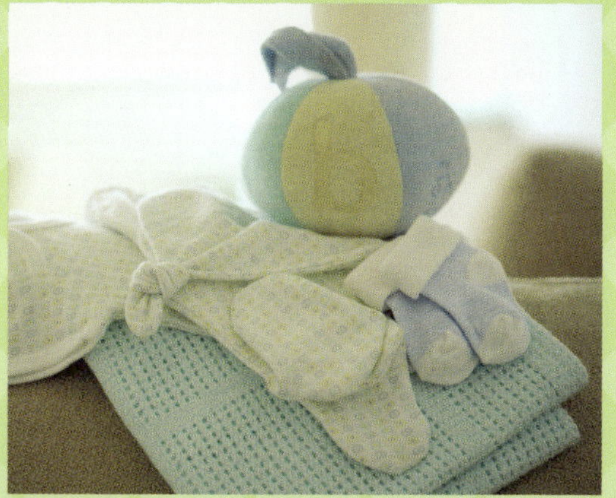

Torschlusspanik

Allmählich macht sich in Anbetracht der bevorstehenden Geburt Nervosität breit. Unterdrücken Sie Ihre Gefühle nicht, das verstärkt nur die Angst. Sprechen Sie mit dem Partner darüber und rufen Sie Ihre Hebamme an, wenn Sie Fragen oder Sorgen haben. Sie wird Sie mit Sicherheit beruhigen. Versuchen Sie sich dazwischen mit einem spannenden Buch, Puzzles oder Ihren Lieblingsfilmen auf DVD abzulenken.

Rhythmisches Atmen

Als das Baby in der 10. Schwangerschaftswoche mit Atemübungen begann, waren diese noch sehr unregelmäßig. Jetzt »atmet« es jedoch ganz regelmäßig mit etwa vierzig Atemzügen pro Minute und wird diesen Rhythmus auch nach der Geburt beibehalten.

Mein Baby

Augen-Blicke

Die Augen eines Neugeborenen sind fast schon so groß wie die von Erwachsenen, deshalb wirken sie so riesig. Allerdings kann es damit nur Dinge in 30 cm Entfernung erkennen – die perfekte Distanz, um Ihnen beim Stillen ins Gesicht zu sehen.

MEINE GEWICHTSTABELLE:

Datum ....

Gewicht ....

Umfang ....

In der 39. Woche misst Ihr Baby etwa 50,7 cm vom Scheitel bis zur Ferse.

30 cm 40 cm 50 cm

Woche 40

40. WOCHE

Ihr Baby wartet in der Beckenhöhle auf die Geburt. Die Schädelknochen sind noch weich und voneinander getrennt, sodass sie sich im engen Geburtskanal zusammenschieben können. Das erklärt, warum manche Babyköpfe nach der Geburt zunächst etwas deformiert aussehen.

Gefühle, Gedanken und Wünsche

....

....

....

....

Mein Körper

Ein letzter Check

Wenn Sie schon längere Zeit nicht mehr auf Ihren Geburtsplan geschaut haben, sollten Sie jetzt nachprüfen, ob immer noch alle Punkte so für Sie richtig sind. Vielleicht haben Sie Ihre Meinung inzwischen geändert und möchten jetzt doch lieber eine natürliche Geburt ohne PDA erleben. Halten Sie Ihren Geburtspartner unbedingt über alle Änderungen des Plans auf dem Laufenden.

Ich schaffe das nicht!

Sie sind in der 40. Schwangerschaftswoche und fühlen sich noch immer nicht bereit für die bevorstehenden Veränderungen in Ihrem Leben? Vielleicht beruhigt es Sie, dass viele Erstgebärende Angst davor haben, den neuen Anforderungen der Mutterrolle nicht gewachsen zu sein. Wie sollte man sich auch auf etwas vorbereitet fühlen, das man noch nie zuvor erlebt hat? Aber wenn Sie Ihr Neugeborenes erst in den Armen halten, sind solche Gefühle wie weggeblasen und Sie werden sich bald an die neue Situation gewöhnt haben.

Wie groß?

In der 40. Woche ist Ihr Uterus fünfmal so groß wie vor der Schwangerschaft. Er ist von 7,5 cm auf 30 cm in die Höhe und von 5 cm auf 23 cm in die Breite gewachsen. Ein ziemlich großer Unterschied!

0 cm 10 cm 20 cm

....

....

....

....

Mein Baby

Hormonelle Einflüsse

Kurz vor der Geburt schüttet Ihr Körper noch einmal viele Hormone aus, von denen einige auch bis zum Baby vordringen. Deshalb können zum Beispiel seine Genitalien nach der Geburt stark angeschwollen und überproportional groß sein. Machen Sie sich deshalb keine Sorgen. Sobald der Körper des Babys die Hormone abgebaut hat, schrumpft alles auf eine normale Größe.

Nur Milch bitte!

Der Magen des Babys ist zwar bei der Geburt voll entwickelt, aber er produziert nur wenig Säure. Das ist einer der Gründe, warum es in den ersten Lebensmonaten nur Milch verträgt. Der Magen eines Neugeborenen ist nur so groß wie eine Walnuss, deshalb ist es schnell satt.

MEINE GEWICHTSTABELLE:

Datum ....

Gewicht ....

Umfang ....

In der 40. Woche misst Ihr Baby etwa 51,2 cm vom Scheitel bis zur Ferse.

30 cm 40 cm 50 cm

Ist das Baby *überfällig?*

Die 40. Woche ist vorbei und nichts ist passiert. Sie sind müde, übel gelaunt und haben von der Schwangerschaft gründlich die Nase voll. Alles ist bereit für das Baby, aber das lässt auf sich warten. Wie geht es nun weiter?

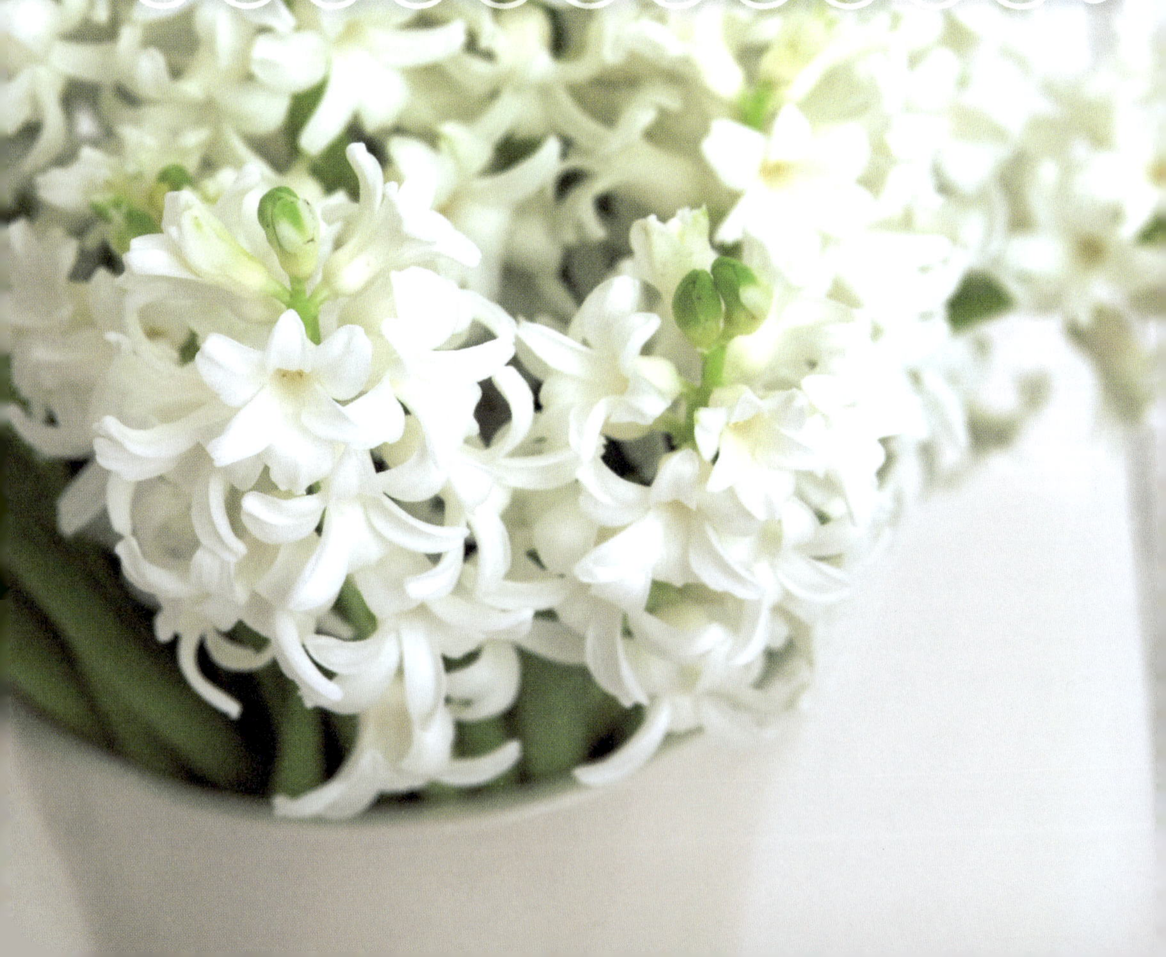

Unter Beobachtung

Es kommt relativ häufig vor, dass der errechnete Geburtstermin überschritten wird. Bis zur 42. Schwangerschaftswoche gilt das als völlig normal. Trotzdem wird man Sie jetzt genauer überwachen, damit auch wirklich alles mit Ihnen und dem Baby in Ordnung bleibt. Die Hauptsorge ist dabei, dass die Plazenta das Baby nicht mehr richtig versorgen kann und dass die Menge des Fruchtwassers zu sehr abnimmt. Aus diesem Grund wird man Ihnen ab einem bestimmten Zeitpunkt dazu raten, die Geburt mit Hilfe von Medikamenten künstlich einzuleiten. Wann dieser Zeitpunkt ist, hängt von der jeweiligen Klinik ab, meistens liegt er zwischen der 41. und der 42. Woche. Sie können mit der Hebamme über alle Sorgen sprechen, die Sie diesbezüglich haben.

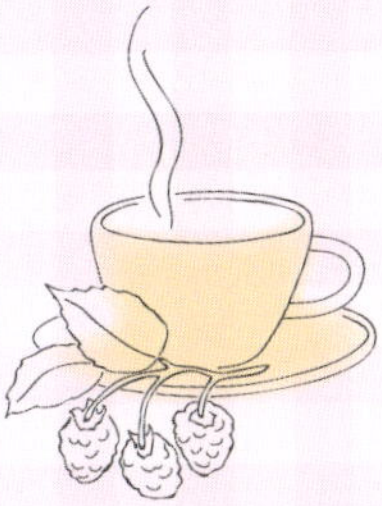

Eventuell unternimmt die Hebamme nach der 40. Woche zunächst einen manuellen Versuch, die Geburt in Gang zu bringen, indem sie mit einer Drehbewegung des Fingers vorsichtig die Eihäute vom Muttermund ablöst. Wenn Sie eine Einleitung der Wehen ablehnen, wird mit Ultraschall untersucht, ob noch genügend Fruchtwasser vorhanden ist.

Optimistisch bleiben

Nach neun Monaten der Schwangerschaft vergeht Ihnen allmählich die gute Laune. Sie möchten jetzt endlich Ihr Baby kennenlernen und Ihre alte Figur wiederhaben. Erschöpfung macht sich breit, denn keine Schlafposition ist mehr wirklich bequem. Ihre Ungeduld wird auch nicht gerade dadurch gebessert, dass Freunde und Verwandte ständig fragen, ob das Baby nun endlich da ist.

Vielleicht machen Sie sich auch Sorgen, dass das Baby zu groß oder zu schwer werden könnte, doch die sind unbegründet. In der letzten Woche nimmt es nicht mehr so viel zu, dass sich seine Größe in irgendeiner Form nachteilig auf die Geburt auswirken könnte.

DIE GEBURT *in Gang bringen*

- ***Sex*** soll angeblich Wehen auslösen. Es heißt, dass die Prostaglandine im männlichen Sperma den Uterus stimulieren und das Oxytocin, das während des Orgasmus ausgeschüttet wird, Kontraktionen auslöst. Wenn Sex keine Option ist, kann das Stimulieren der Brustwarzen denselben Effekt haben.
- ***Scharfes Essen*** regt die Muskulatur der Verdauungsorgane an, was wiederum ebenfalls die Gebärmuttermuskeln zur Kontraktion anregen soll.
- ***Herumgehen*** fördert das Absinken des Babykopfes, der dann auf die Zervix drückt.
- ***Himbeerblättertee*** soll den Uterus stärken und auf die Geburt vorbereiten. Doch das funktioniert nur, wenn er schon Wochen vor der Geburt regelmäßig getrunken wird.

Willkommen, Baby!

Nach neun langen Monaten und dem unglaublichen Geburtserlebnis halten Sie Ihr Neugeborenes nun endlich in den Armen – herzlichen Glückwunsch! Innerhalb von Sekunden wird es seinen ersten Atemzug tun, vielleicht begleitet von einem beruhigenden Schrei, wenn das Fruchtwasser aus seinen Lungen fließt. Nach einigen Neugeborenenuntersuchungen gibt man Ihnen Ihr Baby zurück und Sie können in aller Ruhe den ersten Hautkontakt genießen. Wenn Sie seine Wange streicheln, wird es den Kopf drehen, nach Ihrer Brustwarze suchen und zufrieden anfangen zu saugen.

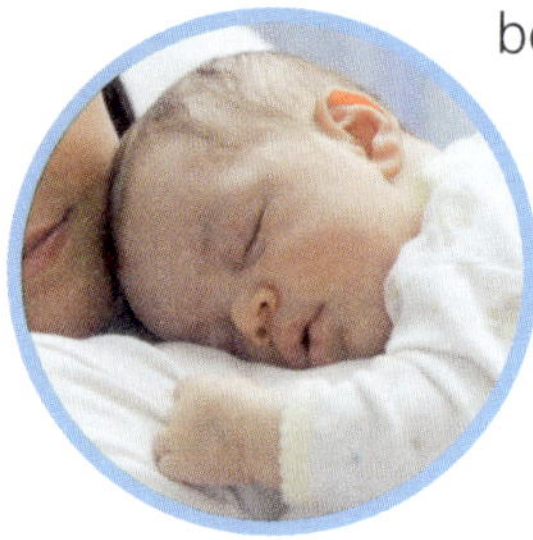

Während Sie versuchen, diese Flut an überwältigenden Eindrücken zu verarbeiten, werden viele Emotionen Ihre Gedanken bestimmen: Erleichterung, dass die Geburt vorbei ist und Sie beide gesund sind, Euphorie, wenn Sie Ihr Baby im Arm haben, und bald wahrscheinlich auch Erschöpfung, Weinerlichkeit und Angst, weil Sie nun für das kleine Bündel verantwortlich sind. Vielleicht werden Sie nicht sofort von Liebe übermannt. Dies kann ein Prozess sein, der mehrere Wochen dauert. Doch Sie werden sicher sofort den Drang verspüren, dieses neue Leben zu beschützen.

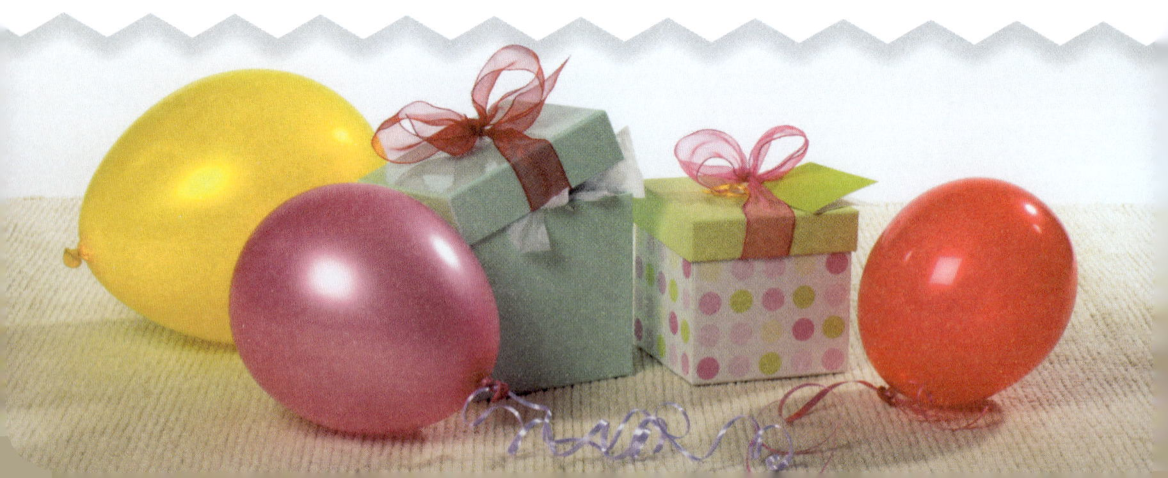

So sieht mein Baby aus ....

....

....

....

....

....

Unsere ersten gemeinsamen Momente ....

....

....

....

....

....

....

....

Das *Geburtserlebnis*

Sobald Sie sich von der Geburt erholt und Ihr Baby etwas besser kennengelernt haben, werden Sie wahrscheinlich viel über die Geschehnisse während der Geburt nachdenken. Vielleicht möchten Sie mit Ihrem Geburtspartner über die Ereignisse sprechen und noch einmal gemeinsam die Höhen und Tiefen der Geburt durchleben.

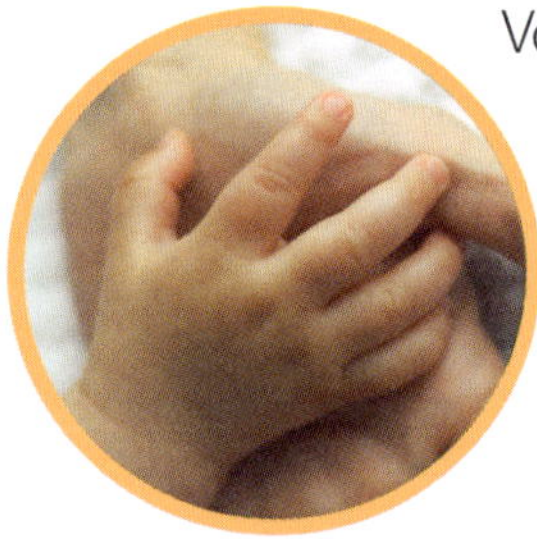

Dieses unglaubliche Erlebnis, das den dramatischen Wandel in Ihrem Leben einläutete, werden Sie niemals vergessen. Wenn Sie sich über einige Vorkommnisse Sorgen machen oder sich fragen, warum die Situationen in dieser Weise verlaufen sind, sollten Sie mit Ihrem Geburtspartner darüber diskutieren oder die Hebammen in der Klinik fragen. Sie werden Ihnen alle Entscheidungen erklären und Sie beruhigen, sodass Sie sich bald nur noch an die positiven Momente der Geburt erinnern.

So war die Geburt ....

....

....

....

....

....

Das denke ich jetzt über die Geburt ....

Der *Stammbaum*

Die Ankunft Ihres Babys ist ein schöner Anlass, einen Familienstammbaum aufzustellen. Er wird Ihrem Kind zeigen, wo sein Platz in der Familiengeschichte ist, und es dazu anregen, mehr über das Leben seiner Großeltern, Urgroßeltern und anderer Verwandter herauszufinden.

Mama und Papa

Unser Baby

....

....

....

Wichtiges über die Familie ....

....

....

....

Urgroßeltern

Großeltern

....

....

....

....

....

....

....

....

....

....

....

....

Register